O−リングテストの問題点と、新しいヴェーダー・クォンタム・テストの技法

医学博士
立花秀俊
Tachibana Hidetoshi

たま出版

はじめに

医学の歴史は、これまでずっと試行錯誤のくり返しであった。

私は小児科医で、てんかんが専門である。大学病院時代から、難治性てんかんの治療は困難を極めた。40年前、車で片道3時間以上かけて私の病院まで専門治療を求めて来られたある患者さんがいたが、そのときの私には、発作を止めることはできなかった。

そうした苦しみのなかで、約30年前、バイ・ディジタルO-リングテストやフィンガーテストに出合ったとき、私にはそれがまさに救世主のように思われた。しかし、残念ながらこれらのテストは臨床に応用するには不完全なものであった。

不思議なことに、明らかに不完全であるにもかかわらず、これらのテストが未完成だと述べた人はいなかった。私は、テストの開発者の一人にこの不完全さについて尋ねたことがあるが、「それは君の技術の未熟だ」と一笑に付されただけだった。結局、これらのテストは改善や検討がなされることもなく、その技術は現在においても「未熟」のままである。

私は、これらのテストの問題点を検討して、それこそ1万回以上の試行錯誤をくり返し、約30年かけて、ついにヴェーダー・クォンタム・テスト（Veda Quantum Test、以下ＶＱテスト）を完成させた。

とくに、２０１７年10月に量子場観察術（※）と出合ってからは、「量子場の世界」から観察をおこなうことで、さらに詳細で精妙な観察技術を創案することができた。と同時に、この技術を伝授できるようにもなったので、ここに公開することを決めたのである。

私が完成させたＶＱテストの技術は、誰でも習得できるように構築されている。ある鍼灸師が述べた「古代の人々が持っていたと思われる、人間の能力を最大に発揮できる特殊技法」が、今ここに復活したとも言えるだろう。

ところで、私はてんかんの治療が専門のひとつであるが、てんかんという病気に対して現在一般的におこなわれている大脳だけの診察は、本当に科学的なのだろうか。

大病院かかりつけだったあるてんかん患者は、痙攣《けいれん》重積で1年に何度も約1時間かけて救急搬送されていたが、約20年前に私の病院を受診してから、発作が完全に消失した。歩けなかったその女性患者は、現在は歩いて、少し話せるようになった。患者の母は、彼女の成長を楽しんでいる。

このように、私のもとに来たてんかん患者の99パーセントは発作が消失し、副作用もなく過ごしている。世界最高レベルの大学病院でも、治癒率は約70パーセントと言われている現在にあって、驚異的な数字だと自負している。現在一般的に使われている技術だけでは、永遠にこの数字には到達できないだろう。

現在の医療が国民を満足させているのかどうか、はなはだ疑問である。医療費が国民の生活をおびやかすまでになっている現況を考えると、医療関係者がVQテストの技術を習得することが急務だろう。医療制度の改革も必要だが、国民一人ひとりの健康度を増すことがより重要と考える。医療関係者が、それぞれの患者に応じた、必要最小限度で最適な医薬品、最適な技術を提供できるようになれば、国民はもっと幸せになり、医療費も大幅に削減できると確信している。

バイ・ディジタルO-リングテストやフィンガーテストの反応は、確かにこの世に存在するものだ。問題なのはその確実性である。これを実用に供するためには、人工衛星を正しい軌道に乗せる技術以上の精密さが必要だ。

私はそのために研究を重ね、技術の確立に力を注いできた。そして、ここにその技法のすべてを記した。

VQテストの技術は、アーユルヴェーダ(インド伝統医学)、量子力学、量子場観察技術などを総合的に集大成したものである。ゆえに、医療に使用する以外にも、自分が食するもの、服用するもの、身につけるものなど、そのなかで本当に価値あるもの、ベストなものを教えてくれるだろう。

この技術によって、読者の幸福や人生の充実に貢献できれば幸いである。

2020年2月　立花秀俊

※「量子場調整」「量子場観察術」は、株式会社量子場調整アカデミーの登録商標です。本文での使用にあたり、株式会社量子場調整アカデミーの岩尾朋美先生に多大なるご厚意をいただきました。ここに記載し、感謝いたします。

目次

第1部

VQテストの原理——大いなる情報の海

O-リングテストという技術

大村恵昭が開発したという、バイ・ディジタルO-リングテスト（Bi-Digital O-Ring Test）を私が知ったのは1986年のことだ。しばらくの期間、実施を見たけれども、残念ながら臨床には使えなかった。

ちなみに、O-リングテストとは、図のように、検査者が患者のO-リングをつくった指を引いて、さまざまなことを検証する方法である。基本的に、指が開かなければYES（適合）、指が開けばNO（不適合）ということになる。

その後、1990年に入江正の『臨床東洋医学原論』を読み、そのなかで紹介されていたフィンガーテストの研修のため、2年間、毎月大阪に通った。フィンガーテストは12ページの図2のようにおこなうものだが、この技術の原理

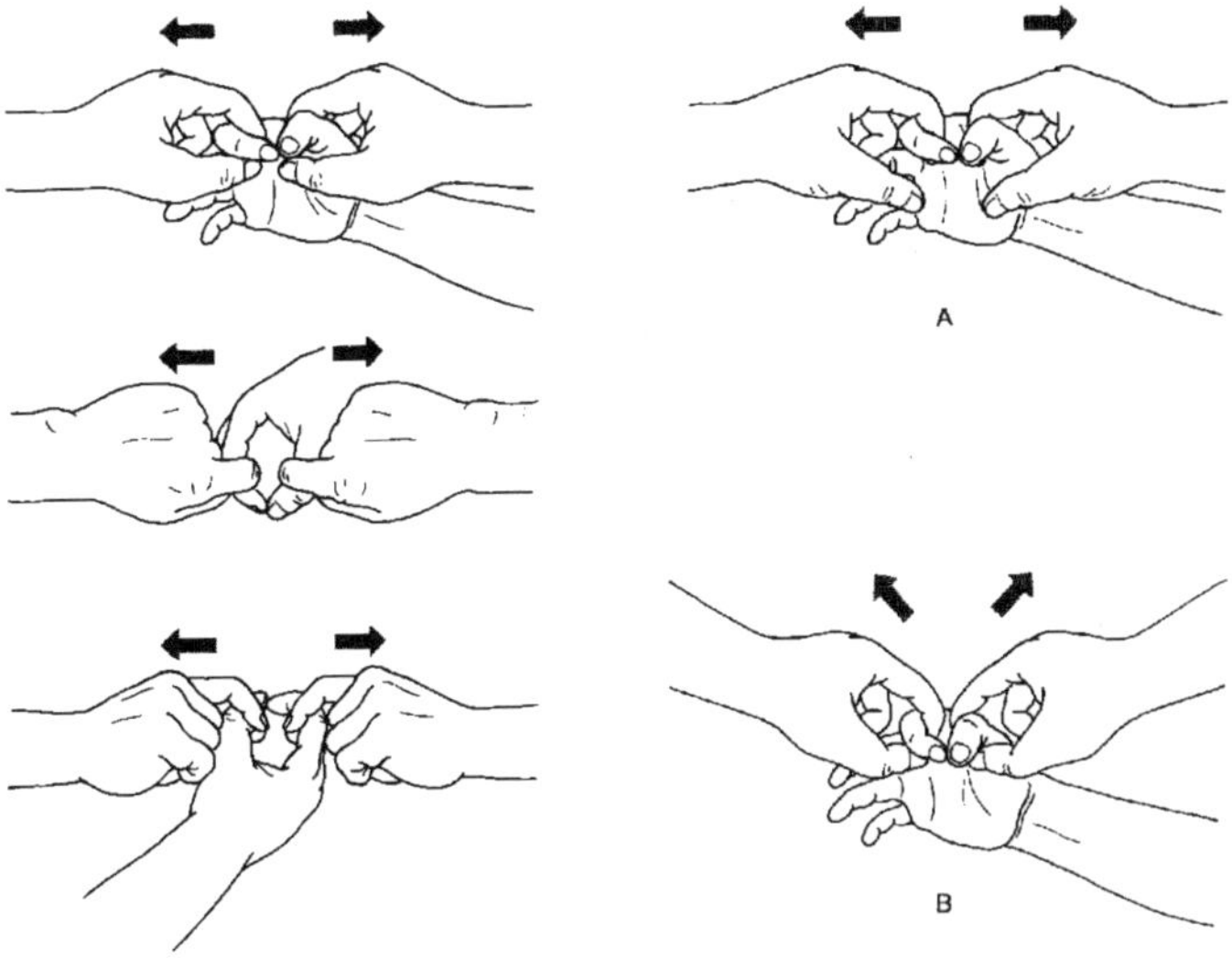

正しいO-リングの引き方　　間違ったO-リングの引き方

図１　O-リングテスト
大村恵昭著『図説バイ・ディジタルO-リングテストの実習』より

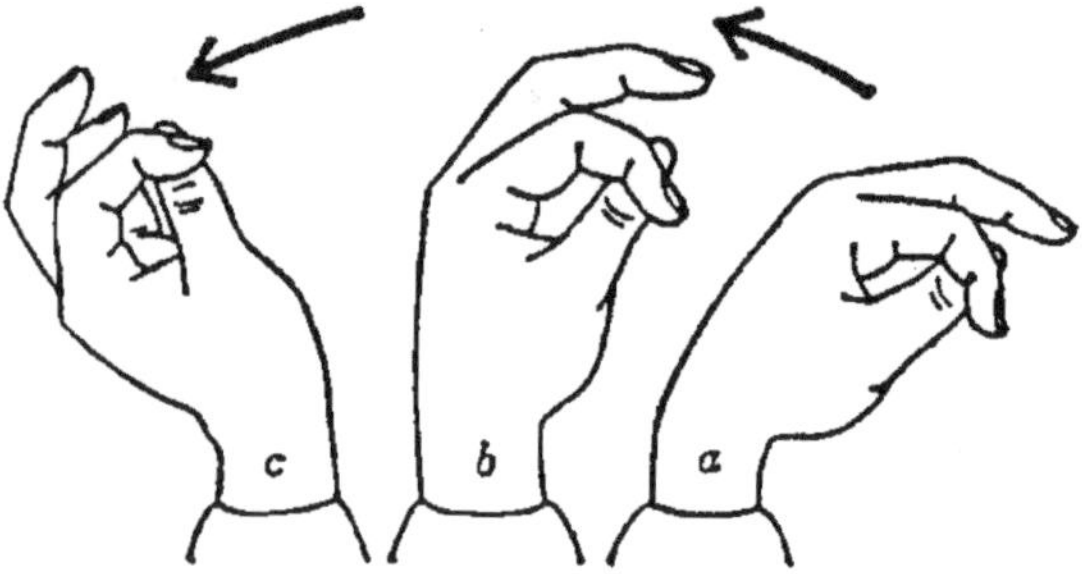

FTのテスターは、手首は固定する気持ちで動かさない。手だけを図のa・b・cの矢印の順に軽く振るような気持ちで動かす。その時、aの図のように母指の上に重ねた示指が母指の上を軽く滑って、cの位置で止るようにする。指、手、手首に力を入れないのがコツであり、cの位置で図9の部分がひっかかる。粘りつく感じのst（ステッキー）かなめらかな感じのsm（スムーズ）のいづれかを感得すればよろしいのである。

図2　フィンガーテスト

入江正著『臨床東洋医学原論』より

も基本的にはO‐リングテストと同様である。センサーが違うだけで、原理はほぼ同じだ。

しかし、この方法でも、私の求める正しい回答が得られず、臨床に用いることはできなかった。

臨床への可否はさておき、入江正らがこうした技術を開発しなければならなかった経緯については、私も大いに共感するところがある。何故このような技術が必要なのかについて、少し長いが、『臨床東洋医学原論』より引用してみよう。

日本に於ける東洋医学の研究は、明治初期迄のものも、個人や小人数によるものとしては最高のレベルに達していた、と私は考えている。そして、明治以後のものも、西洋医学が政府と民間から受けたような援助は全くといってよいほど無かったにも拘らず、大きな成果をあげた、と思っている。

これ以上の東洋医学研究のレベルアップには従来のやり方とは全く異った視点に立って解明していくか、近代的手法のプロジェクト方式を採用し、目標の決定・プロセスの設定・研究者の組織化を行わなければならないと考えるのであるが、現在のところ両者ともその萌しは感じとれないように思われる。

私の机の横には，東洋医学と関係した歴史を示す大学ノートが、身長を越すほど積まれている。先人の古典の研究・解説・口訣・治験例などがビッシリと手書きで分類整理されているものである。

しかし、これ等は努力の割には極めて貧しい収穫しか私に渡さなかった。

どこかが間違っている、と考えつづけていた5年前の或る日、偶然な事から人間が微小な反応を感知検出できる事を発見した。それは私だけの特殊な能力ではなく、全ての人間が等し並みに持っており、ただそれを開発し発揮出来る教育システムが無かったために知られなかっただけのものであった。

考えてもみられるがよい。現代のような科学知識も技術もほとんど無かったと思われる2000年も昔に、現代でも立派に通用する医学を創った古代の人々は、人間の能力を最大に発揮出来る特殊技法を開発していた筈である。

それが無ければ、古典の定義するように体表に表現された各種の生理現象から帰納して臓腑の像を作る、などという事は出来なかった筈である。

つまり体内の情報を体表から感知検出する技術と、そうして得られたデータを解析するシステムがあった筈である。

現在、我々は動脈の拍動部から情報を得る方法だけを先人の残した特殊技法として知っているに過ぎない。

しかし、私の発見した感知検出法を私が開発したシステムに従って作動させれば、東洋医学を充分に臨床に使用出来る事に気がついた。これが、従来とは全く異った視点から東洋医学を解明する方法のひとつであると自負している。何故なら、東洋医学の原理であるにも拘らず、現代の東洋医学利用者から空理空論とされている陰陽五行説を認め、それを臨床に生かす方法は、微小反応の感知検出法を作り、東洋医学的人体実験法に応用して証明し、臨床に使用して納得する以外に方法は無いと確信するからである。

何度も繰返すが、東洋医学の解明には、原理原論の解明が必要であり、その原理原論は古典を解明せねば求められぬものである。また古典の解明は従来の方法では限界に来ているのである。

東洋医学のハードウエアを現在まで文字や絵で伝承された全てを表現するものとしよう。そのハードウエアを作動させるシステムをソフトウエアとしよう。日本の東洋医学にはソフトウエアは無かった。この本にはそれを書いたつもりである。

――『臨床東洋医学原論』（入江正著）

私は、この考えは基本的に正しいと思っている。入江の考案した方法によって、陰陽五行説が臨床に正しく利用できることも、それを裏付けていると考える。

しかし、フィンガーテストもまた、O-リングテストと同様に、判定する技術の究極のところで未完成であることは否めない。その判定に誤りがみられるのである。

O-リングテストで起こる「間違い」

ある著名な漢方家が、甘麦大棗湯と抑肝散加陳皮半夏について、一方を服用して効果がなければ他方を処方する、と成書に記載していた。つまり、著名な、実績のある漢方家であっても、服用し、比べてみなければ鑑別ができないということになる。それを知ったとき、これほどの漢方家でも無理ならば、私のような漢方医が適切な処方をするのはまったく不可能だと思わざるを得なかった。だが、これは我々漢方をやる者にとってはよくあることなのだった。漢方医は、漢方薬の鑑別に毎日四苦八苦しているのである。今後もそうだろう。

古人は漢方薬を創造し、活用したのに、現代の我々は古人のつくった漢方を処方するのにすら苦労していて、この１００年間を見ても、技術はあまり進歩していない。

このような現実からも、入江の「現代でも立派に通用する医学を創った古代の人々は、人間の能力を最大に発揮出来る特殊技法を開発していたはずである」という考えは正しいと思うのだ。漢方薬は、「神の業」に近い能力を持った古人が創作したことは間違いないだろう。なればこそ、その「特殊技法」を利用できるようになることが医療者として必要だし、それをさらに洗練していくのも、さらに上の医療を目指す上で不可欠なことだと思うのである。

そうした考えから、私はフィンガーテストを忠実に実習した。すると、それが明らかに「間違い」を起こすことに気がついた。開発者である入江自身も、講義中に「誤り」を起こしたことがあった。隣の受講者と顔を合わせ、お互いに確認したので間違いはない。

このような間違いを起こす原因のひとつに思い当たった私は、それを氏に指摘したのだが、「それは君のフィンガーテストの未熟性によるものだ」として、残念ながら否定されてしまった。

その間違いというのは、「検査者の目を正中位から左右のいずれかにずらしてテストをおこなうと結果が反転する」というものである。30秒で確認できる条件だったし、あまりにも微小な要因だった。しかもこれは、O-リングテストでも同じ結果を引き起こすということがわかった。

しかし、バイ・ディジタルO-リングテストやフィンガーテストに関するあらゆる著書において、それらのテストが微小な要因で「誤り」をきたすことなど、まったく書かれていなかったのである。

大村恵昭がバイ・ディジタルO‐リングテストにおける注意事項としている条件は、次のようなものである。

①電場・磁場を近づけない。体にアースなどはしないこと。
②合成繊維のカーペットの上ではマイナスの静電気の影響を排除すること。
③姿勢では、腕は体幹から20センチ離すこと。
④ＴＶ、指輪、金属ベルトの時計、眼鏡は外した方がよい。
⑤２、３日前に服用した鎮痛剤が影響することがある。
⑥テストの前に排尿すること。
⑦電子レンジやテレビの前ではおこなわないこと。
⑧電池、金属の切断面は検査の場には置かないこと。
⑨患者の姿勢はテスト中変えないこと。
⑩薬などはポケットに入れないこと。

これらの条件は、臨床の現場ではかなり困難を感じるもので、現実的ではない。大村もこの技術を完成させる過程で誤りを重ね、そのたびに条件を付け加えていったと思われる。だが、これらの項目をすべて満たしても正しい回答は出なかった。

約30年前、テレビ番組でこのテストが紹介されたことがあったが、放送されたこのテストの正答率は「30パーセント」前後であったと記憶している。この値は大きな間違いではないと感じた。1回のテストが「30パーセント」の正答率だとすると、3つの薬剤をテストした場合、3つがすべて正しい確率は「2・7パーセント」になる。

実際に日本バイ・ディジタルO-リングテスト協会の、トップクラスの医師のテストの結果と治療効果を拝見したが、そのなかでも、やはり明らかな「誤り」を起こしているのである。そして、私も同じように、テストの誤りを排除できなかった。

日本バイ・ディジタルO-リングテスト協会に所属する医師は、誰一人としてこのテストで「間違い」を経験したことがないのであろうか。「間違い」の経験はあっても、それ以上どうしようもなく、その、誤った結果が出るテストを毎日使っているのであろうか。テストの方法を改善しなければ、判定結果は依然、正しかったり、誤ったりするはずである。

リングは「力」や「分子共鳴」で開くのではない

バイ・ディジタルO-リングテストは分子共鳴による反応だと考えられているが、実際には、実物ではなく紙に書かれたものであっても反応するし、また、薬剤を思う行為だけでもはっきりと反応する。これらは実際にやってみればすぐに確認できる。

つまり、バイ・ディジタルO-リングテストは分子共鳴ではなく、「意識」、「想念」のレベルのものではないかと私は考えた。量子場の反応である（量子場に関しては後述する）。

バイ・ディジタルO-リングテストでは、病原体の検査をおこなうとき、ある細菌、たとえば溶連菌の場合、その菌を封印したプレパラートを使用する。咽頭に溶連菌の感染があるかどうかをテストするときは、プレパラートを使ってテストをおこなうのだが、そのプレパラート表面に付着した細菌やウイルスは完全に除去することは不可能だ。それなのに溶連菌についてのみ結果が出るのは理に合わないことではないか。

これはつまり、検査者のなかに「溶連菌をテストしている」という意識があるから、溶連菌だけに反応するのであろう。そうでなければ、咽頭内の常在菌の反応などを無視して溶連菌だけに反応する説明がつかない。「テストしているのは溶連菌だ」と意識することが重要なのであって、その想念がバイ・ディジタルO-リングテストの反応を引き起こすのである。バイ・ディジタルO-リングテストは分子共鳴による反応ではなく、意識、想念の起こす現象なのである。

私は、バイ・ディジタルO-リングテストを妻と何回も試行し、ある現象を発見した。それまでは私が「力」を入れて指を引っ張ると、薬剤が不適合の場合はリングが開いていたのだが、あるときから、不適合の薬剤を「意識する」だけで、妻のO-リングが、私の指がリングに接する前から開いたのである。

つまり、リングは「力」で開くわけではないのだ。物理学では説明できない現象が起こっている。この現象が重要である。

私は、この現象こそが、究極のO-リングテストだと考えている。日本バイ・ディジタルO-リングテスト協会に所属する医師のなかにも、この現象を経験した方がいるのではないか。

バイ・ディジタルO-リングテストの反応は、この世に確実に存在する確かなものである。だが、バイ・ディジタルO-リングテストでおこなわれているような、リングをつくる指をいろいろ変えて適合度を見るという方法は、正確ではない。

さらに、バイ・ディジタルO-リングテストは、検査者以外の指を使用するので、どうしても雑音が入りやすく、ミスを犯しやすい。また、バイ・ディジタルO-リングテストには、検査者と被検者の他に第三者がどうしても必要なので、各人の呼吸を合わせるのが困難なのである。

バイ・ディジタルO-リングテストや、フィンガーテストのような検査方法にとっては、検査者の呼吸状態、意識状態がもっとも重要である。呼吸の安定した、静寂な状態、すなわち安静呼気位でおこなわなければ結果が反転するからだ。

つまり、こうした技術は検査者一人でおこなう方法でなくてはならない。また、安定した呼吸以外にも、落ち着いた精神状態、姿勢など多くの条件を満たさなければならない。

バイ・ディジタルO-リングテストでは写真のようにテストをおこなっている。物理的な力を必要とするテストは検査者の姿勢が悪くなる。これだけでも判定

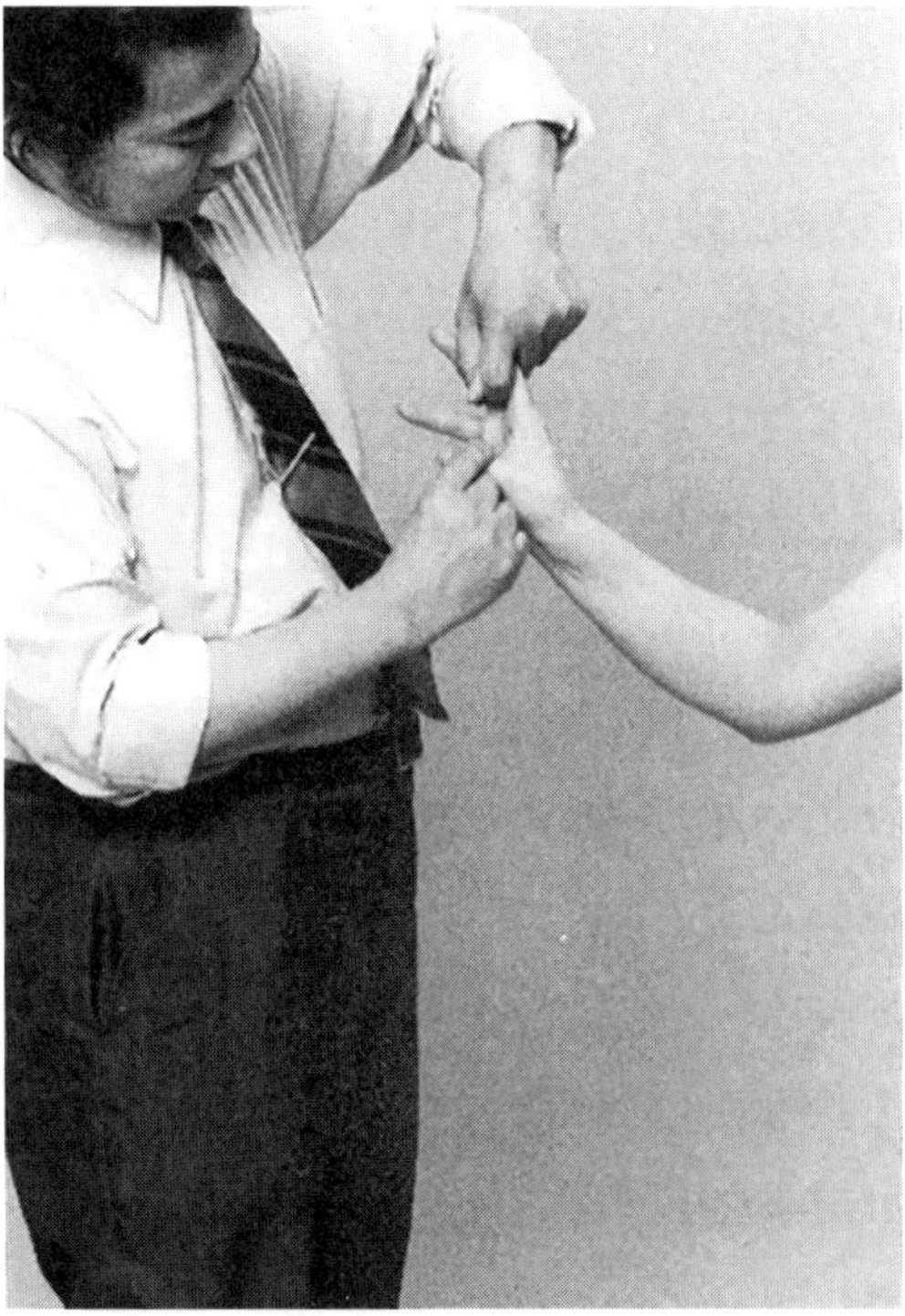

バイ・ディジタルＯ―リングテストの姿勢
大村恵昭著『図説バイ・ディジタルＯ―リングテストの実習』より

結果は反転する。

O-リングテストは、過ちを2度同時におこなうと結果が再反転し、正解が出るようである。そこから、目を左右のいずれかに変位させると判定結果はさらに反転し、誤答となる。


小惑星探査機はやぶさ2が小惑星リュウグウに着陸し、貴重な物質を持って帰るという出来事と、このバイ・ディジタルO-リングテストの反応は同じレベルにある事象だ。

はやぶさ2は現代の科学で世界最高の技術をもってその偉業を成しているのに対し、現在のバイ・ディジタルO-リングテストは未熟である。技術革新のないままでは、地球から大気圏を脱することはできても、その後の任務は遂行できず、地球にも戻れないだろう。

ＶＱテストの有効性

先に述べたように、バイ・ディジタルＯ-リングテストは第三者の手を用いなくてはならないため、処置中や手術中は使用できない。フィンガーテストも、手袋をした状態では使用できない。

しかし、ＶＱテストは厚手の手袋をしていても、手袋が汚れていてもテストが可能で、手術中であっても判定できる。ＶＱテストは、どんな状況であっても判定可能な技術なのだ。

また、バイ・ディジタルＯ-リングテストはその手技からかなりの時間を要する。それに比べると、フィンガーテストは約5分の1、ＶＱテストは約10分の1の時間で実施できる。臨床の場では、たとえば5種類の薬のなかから選択しようとする場合でも、1分以内で最適の選択が可能となる。一般的な診察方法による処方の決定よりも、さらに時間の短縮が可能になっている。これは、処方の選択に迷うことがないからだ。

このことからも、VQテストがいかに有用かわかっていただけると思う。

これまでに紹介してきたバイ・ディジタルO-リングテストや、フィンガーテスト、そしてVQテストは、知識が十分でない人がおこなうと誤った結果を出す可能性が高い。これらのテストは、十分な知識を有した者によって、いくつかの選択肢のなかで被験者に適合かどうかを判定するためのものである。

確かに、ある1人の患者にどの薬剤が、どのくらい必要かといったことが厳密にわかるとすれば、それは「神の業」であろう。その判定基準は、指が「close」で「合う」、「open」で「合わない」と、簡単にすむものではない。

だからこそ、これらのテストを実施するためには、O-リングテストでよく言われる「環境の条件」よりも、「検査者の条件」の方がより重要であると私は考え、それから30年以上、１万回以上の試行をおこなった。私は身体が虚弱なほうであったから、自分の体を使って、漢方の治験をおこなうことができた。薬が適合しなければ、すぐに好ましくない反応が出るからである。

そうして、数百種類の創作煎じ薬や、漢方薬エキス剤を無数に合わせたりしたものを服用して、試してきた。その試行錯誤のうえに、テストの実施条件を構築していったのである。私は現在68歳になったが、心身ともに元気な状態で過ごしている。

量子場からの情報――ゼロ・ポイント・フィールド

バイ・ディジタルO-リングテストは、日本バイ・ディジタルO-リングテスト協会が説明しているような「分子共鳴」によるものではなく、いわば理論物理学で解くべき現象であって、この宇宙の力のすべての源である「統一場」の反応だと私は考えている。私は、次に述べるようにVQテストも「統一場」からの回答と考えている。

トニー・ネイダーは「統一場」について、著書のなかで次のように述べている。

過去200年の間、現代科学は、分子・原子のレベルから原子核・素粒子のレベルへと、「自然界」の秩序のより深い層を系統的に解明してきた。量子力学における最近の発見は、「自然界」の多様な力や法則を統一している「自然界」の働きのさらに基本的なレベルを明らかにしてきており、最終的にすべての「自然」法則を統一する単一の場へと向かっている。……現代物理学と量子力学では、このレベルを自然法則の統一場と呼んでいる。それは、素粒子・原子・分子・細胞にはじまり、銀河や宇宙の構造、そして植物・動物・人間などのあらゆる生命形態にいたる、宇宙のなかに具象化して現れたもののすべての

基礎にある非具象の場である。この不変の「自然法」の統一場をヴェーダおよびヴェーダ文献では、「ブラフマン」と呼んでいる。

——『人間の生理　ヴェーダとヴェーダ文献の現れ』（トニー・ネイダー著）

量子場、統一場というものは、般若心経に書かれている「色即是空、空即是色」と同じものではないだろうか。人は自分の五感でわかることしか理解できない。しかし、その見えている物質は空である。

物質は原子からできているが、その原子はまた陽子、電子、素粒子からなっている。たとえば、東京駅に直径１メートルのボールをおいて、これを原子核に見立てると、原子の大きさを決める電子は、だいたい甲府、銚子、宇都宮を通る円軌道となるようである。原子核と電子のあいだには何もない。エネルギーはあるが、99・９９９９パーセントは空なのである。

仏陀は、この宇宙、素粒子の世界を悟って、「色即是空、空即是色」と述べているわけである。

一方で、カタカムナ文明は仏陀よりもっと古代なのだが、こちらもまた、この宇宙、素粒子の世界を悟っていたようである。
カタカムナ文明は1万2千年前ごろの古代、日本に存在したとされる文明の名である。カタカムナ文明は、いまではカタカナとして、現代に継承されている。
こうしてみると、悟りの境地とは素粒子の世界と同等のレベルにあるのかもしれない。

リン・マクタガートの著書『フィールド　響き合う生命・意識・宇宙』の内容について、稲田芳弘は著書『ガン呪縛を解く』のなかで、次のようにまとめている。

最先端科学は宇宙の根源にあるゼロ・ポイント・フィールドがモノとモノの

間の空間における微小な振動＝エネルギーに満ちた海であり、ひとつの巨大な量子場と考えている。そして人間を含めたあらゆるものが、この無尽蔵のエネルギーの海との間で、常に情報を交換し続けている量子のエネルギーのかたまりだというのである。量子物理学者なら誰でもゼロ・ポイント・フィールドについては十分に承知しており、量子力学が示すところによれば、ゼロ・ポイント・フィールドは、波動干渉の符合化によって世界で起きたあらゆる情報の刻印もする。ということは、その巨大な情報のデータベースにアクセスして、そこから情報を汲み出すことも可能になる。宇宙の奥底に存在するこの巨大な量子場ゼロ・ポイント・フィールドは、生命現象や意識・心の世界でも働いているからである。体に関していえば、細胞間のコミニュニケーションや複雑に入り組んだＤＮＡの働きなど、生命に関するあらゆる情報は、量子レベルでこのゼロ・ポイント・フィールドとつながっている。あらゆるものが目に見えないクモの巣のように、それ以外のあらゆるものと結びついているのである。

——『ガン呪縛を解く』（稲田芳弘著／Eco・クリエイティブ）

ゼロ・ポイント・フィールドとは、トニー・ネイダーのいう「量子場」「統一場」のことにほかならない。

さらに、ゼロ・ポイント・フィールドについて、わかりやすく解説したウェブサイトから一部を引用する。引用にあたって、誤字などはあらためた。

「ゼロ・ポイント・フィールド」とは、人間や人間の意識、周りの空間等、物質の元となる素粒子を生み出す場のことで、それらを生み出すエネルギーのことを量子力学では「ゼロポイントエネルギー」と呼んでいます。

物質を作り上げているものは、炭素や酸素その他様々な元素であり、その様々な元素を作り上げているのは電子と原子核で、原子核は陽子や中性子からできています。

そして、陽子や中性子はクォークという素粒子から構成されています。

　また、あらゆる素粒子、クォークといった微小な物のさらにその先の世界を説明する理論の候補として、物質の基本的単位を、大きさが無限に小さな０次元の点粒子ではなく、１次元の拡がりをもつ「ヒモ」とした「超ヒモ理論」という考え方が存在します。

　超ヒモ理論とは、極めて小さい「ヒモ」を宇宙の最小基本要素と考え、自然界の全ての力を数学的に表現しようといった学問です。

　クォークの種類の違いは、その「ヒモ」の振動数の違いによるものなのではないかと考えられています。

　そして、それら「ヒモ」を生み出しているエネルギー場のことを「ゼロポイントフィールド」と言い、そこには、時間や空間を超えた、この世の全ての情報があり、素粒子の元となるヒモ（超ヒモ理論）が生まれるエネルギーがあると言われています。この「ゼロポイントエネルギー」の概念を生み出したのは、有名なアインシュタインとオットーシュテルンというノーベル物理学者だそうです。（引用元：https://togamin.com/2018/10/15/180827/）

さらに、『フィールド　響き合う生命・意識・宇宙』の編集プロデューサーは次のように述べている。

本書は、欧米で発売されるやいなやセンセーショナルな反響を巻きおこした。その内容が私たちの常識をくつがえす衝撃的なものであり、しかもそれが「科学的な根拠」にきちんと裏付けられていたからである。（中略）

本書においては、恣意性や各種バイアスを排除した厳密な実験手順（二重盲検試験など）・統計的に有意であること・実験の追試・再現がされていること・仮説→検証といった前進的なプロセスを踏んでいること・推測ではなく、既存の科学理論の成果を踏まえていること——などなど、主流派科学と同様の「合理性」を尊重している。（中略）

もっとも、本書がよりどころとするミクロな量子の世界は、私たちのマクロな日常から見れば超常的な不思議ワールドそのものにほかならない。量子は確かな実態をもたず、粒子でもあり、波動でもあるとびとびのエネルギーのかたまりだ。そのふるまいはランダムで予測がつかず、サイコロの目のような確率的状態でしかとらえられない。（中略）

さて、こうした量子ワールドでは、その基底に「量子真空」が想定されている。量子真空は、空っぽのなにもない無の場所ではない。あらゆる物質粒子を取り除いても、仮想粒子が飛び出し、つねにゆらいでいる量子真空（真空ゆらぎ）なのである。そこでは時空のいたるところで、仮想粒子のペアが生まれては消滅を繰り返している。量子真空は、通常のエネルギーが消失した「ゼロ点場＝ゼロ・ポイント・フィールド」とともにあり、あらゆるエネルギーの源ともなる。私たちの宇宙やあらゆる存在は、この限りない量子真空―ゼロ・ポイント・フィールド（ZPF）のにぎやかな海に浮かんでいる。

――『フィールド　響き合う生命・意識・宇宙』
（リン・マクタガート著／インターシフト）

つまり、我々の認識・意識は図3のように、氷山の一角、浮いて見えるところだけにしか及んでいないということだ。

さらにリン・マクタガートはこう言う。

世界中のさまざまな専門分野の一流の研究者たちが、すぐれた設定の実験をおこなっており、現代の生物学や物理学の常識に反する結果を出してきた。……人間をはじめとするあらゆる生き物は、ほかのあらゆる存在と結びついた、エネルギー・フィールド（場）の中のエネルギー集合体である。……アインシュタインがかつて簡潔に述べたように、「場《フィールド》こそが唯一の存在」なのだ。

――『フィールド　響き合う生命・意識・宇宙』

（リン・マクタガート著／インターシフト）

さて、ここで少し話が変わるが、二重スリット実験という研究がある。今はわかりやすい動画などを見ることができるので、詳しくはそういった解説動画

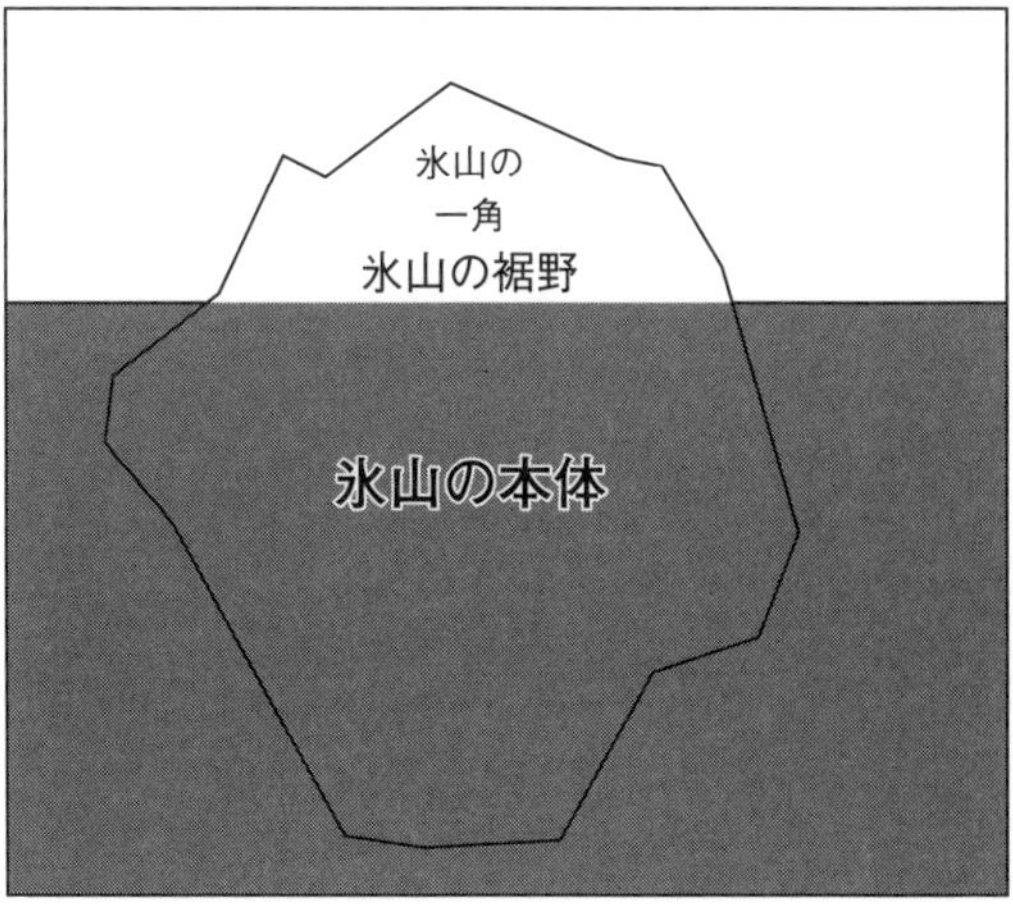

図3　私たちの意識、認識は氷山のようなもの

を参照すると理解しやすいと思う。簡単に説明すると次のような実験である。

①電子銃から電子を量子のレベルのスクリーンに向けて発射する。

②この時に、電子が途中で1本のスリットを通るようにすると、スクリーンには1本の線が映し出される。

③スリットを2本にすると、電子は粒子なので同じような線が2本映し出されるはずだが、そうはならずに濃淡の縞模様、干渉縞となる。このとき、電子を1粒ずつ発射しても同じ結果になる。

この実験結果から、単位量子であっても粒子性と波動性の二重性を示すことが証明された。

ところが、電子がどちらのスリットを通過したのかを測定しようとすると、干渉縞は消え、２本の線になってしまうのである。このことから、「観測する」という行為が電子の状態に影響を与えているのだとわかった。

この実験を理論的に説明するのは、いまだ専門家のあいだでも異論があるようだ。

この実験を解説したウェブサイトでは次のように述べられている。

この実験から導き出される結論は「素粒子は人が観測していると物質化し、観測していないと波動になる」というものです。

すべての物質は素粒子からできているので、「すべての物質は人間が見てい

ないと波動で、見ているると物質化する」とも言えるかもしれません。

もしそうであれば、量子力学的には「人間の意識が波動を物質化させ、万物を存在させている」ということです。これは「すべては思った通りになる」という考えと共通している（というより同じこと）と考えて良いでしょう。

いずれにせよ、素粒子が粒であると同時に波動であるという実験結果は、これまでの私達の常識が根本から覆されたといっても良いものです。どんなことでも、常識にとらわれていると本質を見逃してしまうかもしれません。

思考という目に見えないものが「私達の人生にどれだけ大きな影響を与えているか」ということを意識してみましょう。

（引用元：https://www.happy-mind.jp/quantum/）


つまり、量子の世界でも、人間の意識が何事かに影響を与えているということだ。

量子力学が明らかにした「統一場」、先端科学者が辿り着いた「ゼロ・ポイント・フィールド」、そしてヴェーダ文献の「ブラフマン」は、同じ「自然法」の「場」を示している。

そして、VQテストもまた、この「場」からの反応である。現代最先端の科学理論である「ゼロ・ポイント・フィールド」、「統一場」における反応を見るテストなのである。

自然界の超能力者たち

ここで、地球上の動植物などがさまざまな超能力を保持していることを紹介する。そうすることで、VQテストが人間に可能なのだということが理解できると思う。

植物、微生物、水、人間の脳、などなど、いろいろな存在が我々の想像を超えたすばらしい能力を持っている。

１．植物

ポリグラフの第一人者であったクリーヴ・バクスターは、１９６８年、植物が周囲の人間の意図や感情に電気的反応を示すことを発見し、世界中に一大センセーションを巻き起こした。

バクスターは夜研究するのが好きで、一人で研究室にいた。そこにはドラセナの植木鉢があり、水をやりながら、ふと頭に浮かんだことがあった。それは、水が根から吸い上げられて葉まで上昇する速度を測定することは可能だろうか、という他愛もない疑問である。彼はポリグラフのセンサー電極のあいだに一枚の葉をはさんだ。そして、おそらく葉の電気抵抗は減少するだろうと予想した。しかし実際には、抵抗が増加し、さらにポリグラフの線に短期的な変化が認められた。これは、被検者が、嘘が発覚する恐怖を短いあいだ体験したときにあらわれる反応パターンによく似ていた。

彼はふと考えた。「植物を脅かすためには、マッチを持ってきて、電極を取り付けた部分を焼いてみるのが一番だな」と。

このときドラセナの鉢はバクスターから5メートルほど離れており、ポリグラフ装置から1・5メートルのところにあったのだが、バクスターが「あの葉っぱを焼いてやろう」とイメージした瞬間、ドラセナの葉が劇的に興奮したことをポリグラフが示したのである。

彼は何も話していないし、植物に触れてもいないし、マッチをつけたわけでもなかった。ただ葉に火をつけてみようという意思があっただけだった。彼はマッチを隣の部屋に取りに行き、戻ってみた。ドラセナはまだ高い反応を示していた。それで彼はマッチを隣の部屋にかたづけ、再び部屋に戻った。するとドラセナの反応は落ち着きを取り戻していた。

この植物の現象は著者が経験した現象と同じものであろう。バイ・ディジタルO-リングテストを私が妻と何度も試行するうち、不適合の薬剤を意識するだけで、触れる前から妻のO-リングが開いたという現象である。

バクスターはその後の実験で、床に落ちたオレンジにポリグラフを取り付け、その上からナイフを落とそうとしてみた。すると、オレンジは激しく反応したが、落とそうとする場所を少しずらそうとすると、まったく反応しなかった。

つまり、植物は、人の心を認識していたということだ。このような植物の反応は、対象物が数百キロメートル離れていても起こることが確認されている。

ディーパック・チョプラは、この実験を紹介したバクスターの著書『植物は気づいている』のなかで、「バクスター氏の発見は新たな科学的パラダイムを産み出した。このパラダイムを理解することは、われわれ自身を癒すことにとっても、地球を癒すことにとっても、欠かすことのできないものである。こうした道筋を拓いてくれたクリーブに対して、私自身、心の底から感謝している。いつの日か、人類全体がこの偉大なパイオニアに感謝を捧げる日が来るであろう」と述べている。おそらく、今後は肉食と菜食の意義も変わっていくだろう。

人間と自然界の関係性を端的に説明している部分として、『植物は気づいている』の訳者あとがきからも少し引用する。

翻訳の作業にとりかかると、クリーヴ・バクスター氏が、いかに主流の科学界から相手にされない孤独に苦悩しつつ、40年近くの歳月を、こつこつと地道な研究を積み上げてきたか、身に迫って感じられた。世間に認められないときに一途に自分の信じるところを進むのは、容易なことではない。よほど自分を信じる力がなければ挫折してしまう。バクスター氏の研究は、ときにラジオやテレビのトークショー、雑誌などで興味本位にとりあげられる機会はあったにせよ、その研究の真価を、いわゆる大学など主流の教育・研究機関が真摯に問うことはなかった。彼の研究が示唆する深遠な世界、その可能性と影響力を考えると、残念でならない。

……バクスター氏の実験結果が真実であると多くの人が認めたならば、社会全体にパラダイムシフトが起きるだろうとわたしは考える。まず、食べ物に、すなわち自分の命になってくれる、野菜や魚、動物たちに対して、気持ちが一変するだろう。そうして、どんな部分であっても、活用せずにゴミとして捨ててしまうことを、申しわけなく、「もったいない」と感じるようになるだろう。そうなれば、すべての消費・生産活動が今とは違ってくるのではないだろうか。これを理想主義、と言って一蹴してしまう人には、「イマジン！　すべての生き物が、植物も、魚も、虫も、動物も、すべてが同じ命として尊ばれて生きる世界を想像してごらん」と呼びかけてみたいと思うが、どうだろう。

翻訳中に、果樹を長年育てた経験のあるわたしの父から興味深い話を聞いた。日本には、昔から、「成木責め」という方法があるという。これは、長い間実をつけない果樹にむかって、刃物（のこぎりなど）を木にあてて、「実をならせなければ、切ってしまうぞ」と脅かすのだという。すると木は、「切られては大変だ」というわけで、次の年にはたくさんの実を結ぶのだそうだ。父は、自分は試したことがないけれど、成功した人の話は聞いたことがあると言って笑った（ただし父が言うには、幹に傷をつけると花芽ができやすいというのは、植物学の理論としても正しいそうだ）。

木に刃物をあてて、いい大人が真顔で（バクスター氏の実験からすると、真剣でないと効果はないだろうから、本気だったことだろう）木を脅かしている場面を想像しながら、わたしもうれしくなった。人が本気で木と会話をしていた時代は、手の届かないほど遠い過去ではなかったようである。……バクスター氏はわたしに、「やはり、あるんだよ」と言ってくれた。幼いころに、「どんなものにも、こころがあるんだよ」と、いろいろな場面で教えられ、感じさせられる環境に育ったわたしは、今、「やはり、そうだったんだなあ」とつぶやいている。

――『植物は気づいている』（クリーヴ・バクスター著／日本教文社）

バクスターの実験で重要なのは、彼の「葉に火をつけてみようという明確な意思」だけで、植物が激しく反応したことである。ＶＱテストと同様に、想念だけで反応したのである。

この、ドラセナやオレンジなどの植物が持っている能力は、当然、人類のなかにも存在するはずだ。

2．微生物

日立製作所とＨＩＲＯＴＳＵバイオサイエンスは、患者の尿からがんの匂いをかぎわける線虫を活用し、その行動を解析する装置を開発した。体長１ミリほどのその線虫は、がん患者の尿に近づく性質があり、人間の百万倍ともいわれる優れた嗅覚を持っている。微量の物質でも検知できるため、この線虫を使ったがん検査では、18種類の癌を９割の制度で検出でき、ステージ０の早期がんの有無や、早期発見の難しい膵臓がんについても発見可能である。

腫瘍マーカーの精度が高いものを使用しても、初期の癌（ステージ１）で陽性となる率はわずか20パーセント未満で、陽性率はほぼ１ケタ台であるとも言われている。

線虫は１ミリほどの生き物ながら、犬の１・５倍の１２００もの嗅覚受容体

（匂いを受け取る分子）を持つ。好きな匂いに寄っていき、嫌いな匂いから逃げるという走性行動があり、反応を容易に調べられる。また、線虫の嗅覚神経数は10個（犬は数億個）と非常にシンプルなため、解析が容易だ。しかも犬のように集中力を切らすこともない。

実際に実験をして、結論が出るまでには1カ月ほどかかった。がんの匂いは、血液、尿、呼気などさまざまな物に含まれているが、廣津氏は、最も採取が簡便な尿を使用した。

その過程は実にワクワクするものだったそうだ。がん患者から採取した尿にC・エレガンス〈線虫〉は寄って行き、健常者の尿には逆に逃げて行く。

（https://www.mugendai-web.jp/archives/5131より。山カッコ内は付記した）

線虫が嗅ぎ分けている臭い物質は解明されていない。世界最高水準の分析機器でも捉えられないほど微量なのだという。現代のどんな高度な検査機器でも生き物にはかなわないのだ。

3．水

HIVの発見によってノーベル賞を受賞した、ウイルス学者のリュック・モンタニエは、「水によるDNA情報の記憶」の研究をおこなっている。彼のおこなった実験を、https://hado.com/water-memory/montagnier/より、要約して紹介する。

ステップ1：一定の文字配列を持った104文字の長さのDNAをあらかじめたくさんつくっておき、溶かして試験管に入れる。このDNAの水溶液を100万倍に希釈して調べたところ、この試験管からある特有の電磁波信号が認められた。周波数の範囲は500〜3000ヘルツであり、比較的低周波の電磁波であった。

ステップ2：この電磁波信号を発している希釈DNA水溶液の入った試験管の

隣に、純水のみの試験管を置く。18時間後にこの純水の入った試験管を調べたところ、他方と同様の電磁波信号が発信されていることがわかった。

ステップ3：ステップ2で特有のＥＭＳを発するようになった、元々は純水のみが入っていた試験管に、ＰＣＲ反応液を入れてみたところ、たくさんのＤＮＡ分子が含まれていることを発見した。

増幅されてきたＤＮＡの長さを調べたところ、その長さは１０４文字であり、最初に用意したＤＮＡの長さと一致した。

（ＰＣＲとは、「Polymerase Chain Reaction」の略で、日本語で言えば、「ポリメラーゼ連鎖反応」という。この反応は、ターゲットとなるＤＮＡ分子の数を無限とも言えるくらいに増幅する。すなわち、試験管のなかに、１分子でもターゲットとなるＤＮＡが存在していれば、そこにＰＣＲ反応液を加えると、そのＤＮＡ分子を何兆倍にも増幅して増やすことができる。逆に、その試験管のなかにターゲットとするＤＮＡが1分子もなければ、ＰＣＲ反応液を加えて

も、何も増幅されない）

ステップ4：増幅されてきた104文字の長さのDNAの文字配列を調べたところ、104文字のうち102文字が元のDNAの配列と一致。98パーセント同一のものであった。

ステップ5：再びステップ1の手順を繰り返し、得られた電磁波信号を、パソコンを使って「録音」する。その「録音」したデータを、インターネットを通じて別の研究室に送る。送られた研究室でこのファイルを「再生」し、純水の入った試験管に対して聴かせた。その後、純水の入った試験管にPCR反応液を加えてみたところ、ターゲットとして用いたDNAと同じDNAが増幅された。

ステップ6：特定のDNAに由来する電磁波信号を発している水を、ヒト培養細胞の培養液の中に加える。数日後、ヒト培養細胞を調べたところ、ヒト培養細胞のなかで、その特定のＤＮＡが合成されていた。

この実験結果から、ＰＣＲという人為的な反応系を使わなくても、特定の電磁波信号を発するようになった水から、生きた細胞のなかへ、物質としてのＤＮＡを合成できることが証明されたのである。

以上の実験結果から、次のふたつの結論を導き出すことができる。

すなわち「ＤＮＡ情報は電磁波情報として水に転写することができる」ということと、「水に転写されたＤＮＡ情報は、再物質化することができる」ということである。

この結果ゆえに、「水の情報記憶」については、まったく疑う余地なく、「科学的に完全に証明された」と考えることができるのだ。

「自然界においては、多くの場合、多かれ少なかれＤＮＡは電磁波情報を発している」とも考えられ、ステップ６の結果から「生細胞のなかでは、電磁波情

報の情報を元にして、ＤＮＡを再物質化し得る」ので、私たち自身も含め、生物は水を介して、ＤＮＡの遺伝情報や、その他さまざまな物質情報を交換し合っていると思われる。

この実験から「水」は単なる物質ではなく、生命そのものではないかと思われる。水も思考して、行動しているのだ。

また、乳がん研究者のミナ・ビッセルは、細胞外マトリックスと呼ばれる微小環境が細胞の形成に作用することを証明した。プレパラート上で悪性化した乳がん細胞に正常な細胞外マトリックスからつくった組織液を加えることで、がん細胞が正常細胞に戻ったことが確認できたのである。さらに、この正常細胞を再び悪性細胞に戻すこともおこなった。

この実験は２０１２年、ＮＨＫテレビで、『ミナ・ビッセル：癌の新しい理解につながる実験』として放映された。

図4を見るとわかるように、細胞を取り囲むように存在しているのが、微小環境たる細胞外マトリックスである。細胞内外では情報のやりとりが自由におこなわれている。中央の円が核で、その周りの部分が細胞質、細胞外にあるのが細胞外マトリックスである。2つある小さな点は情報をあらわしている。この情報は核と細胞外マトリックスのあいだで自由にやりとりされている。

この実験は、癌が代替療法で完治するということの、説明のひとつである。細胞まわりの環境を変えることで、悪性部位の形質を正常に戻すというわけだ。

100年前の生理学者ルネ・カントンが、海水を用いて多くの命を救った事例もまた、このケースと似た原理である。ルネ・カントンは、同時代人のパスツールと並び称されるほど当時有名であった。

彼は、病気になるのは内部環境が乱れているからだ、と言う観点から、古代

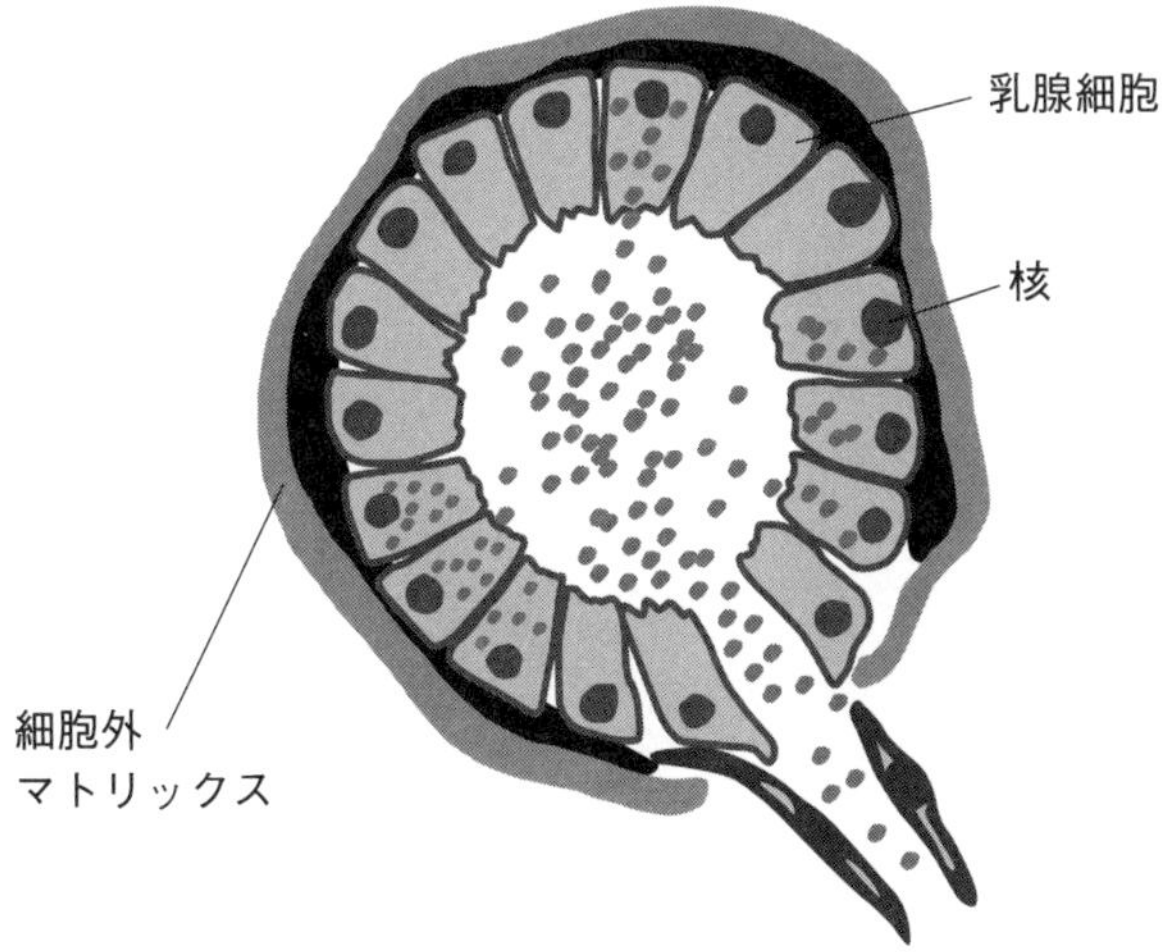

ヒトの乳腺細胞周辺の例

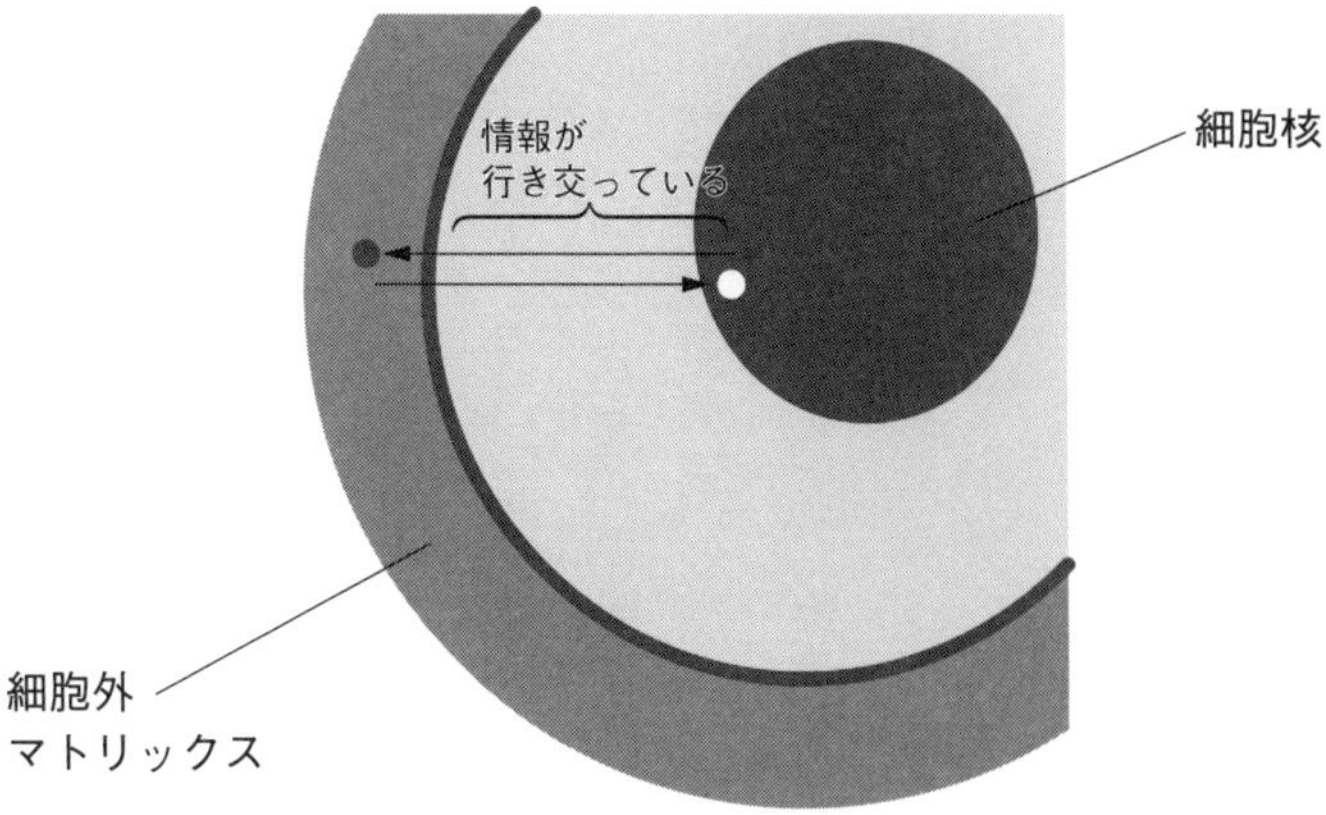

図４　細胞外マトリックスと細胞との情報の受け渡し

の海の水と人間の血液の成分が似ていることに注目し、スペイン沖で採取される生の海水を処理した、キントン水を使う治療を実行した。

日下部喜代子著『最強の免疫』にはこうある。

カントンたちは何人もの妊婦を対象とした実験をしていました。この妊婦たちはそれぞれ、過去に少なくとも5回妊娠していて、早産の割合が28％、死産の割合が14％、生後1歳未満で亡くなった子どもの割合が59％でした。つまり、重い遺伝子異常があったのです。こうした女性たちに対して、出生前治療としてカントンは海水を注入しました。その結果、遺伝子疾患をもって生まれてくる子どもはゼロになったのです。

――『最強の免疫』（日下部喜代子著／日本文芸社）

近年になって、妊娠4カ月目の羊水検査で、胎児がダウン症だと診断された妊婦が、2カ月間、毎日キントン水を10cc摂取したところ、6カ月目の再検査で、胎児の染色体が正常になっていたという症例が発表された。ダウン症が治ったということになる。

カントンが100年前におこなっていた海水療法の効果が、新しい染色体の検査技術によって証明されたことになる。正しい情報を持つ水を細胞に与えることで、遺伝子的な問題すらも回避できたと考えられる。

エネルギー医学の観点からみると、体は「生体マトリックス」である。つまり、皮膚の表面から体の中心にある細胞の核まで、すべては連続したものだという考えかたである。そのため、微弱な環境や周囲の変化によって、連鎖的に改善されていくのであろう。このような現象も、現代医学や生命学では十分に説明できていない。

生命が誕生した起源である海水は、生命の正しいＤＮＡ情報も記憶していると思われる。ここにも自然界の神秘を感じられずにいられない。

4．人間の脳

角田忠信は、東京医科歯科大学耳鼻科名誉教授で、「ツノダテスト」を使って脳の機能を解明した『日本人の脳』の著者である。『日本人の脳』のなかで角田は、人間の脳のなかには、太陽系と完全に正確に同期したシステムがあることを証明している。

聴覚の研究を重ねているうちに、人間の脳と「無意識」に関してわかったことがありますので、今日はその概念をお伝えしたいと思います。これは新しいことです。

私たちは気付かないところで「意識」に支えられています。これは運動と感覚を統合しているものです。無意識というのは、例えば夢を見るような状態でなくて、私たちが何気なく日常行っている高度な知的行動である言葉を話すという運動と感覚を支えているものです。この無意識を実験によって取り出そうというわけです。今、私は話をしていますが、この構造は第一に、心が何かを話そうとすると運動神経が働いて音声となって出て、その音声を私たちは聴覚でフィードバックしているというものです。私自身、ここで話している今でも次の行で何を話そうかということはわかりません。ただ、何か話そうと心が思うだけで発声する器官を意識しないで話すことができています。これは感覚と運動の統合が脳幹の辺りから皮質の下のところで見事に行われているからです。これは言葉に限られた機構ではなく、あらゆる人間の行動に言えることで、例えば、食事をしながら話をする時でも舌を噛んだりはしません。非常に見事にできています。（中略）

人間の言葉の音は１００ヘルツ以上ですが、今度は１００ヘルツ以下の音の世界を探ります。１００ヘルツ以下の純音の優位性を１００、99、98……というように全部徹底的に計っていきました。そうしますと、40と60と80ですが、１００ヘルツ以下のところに40、60システムっていうのがあることがわかりました。この本当の意味はまだわかりませんが、明らかに40ヘルツの音では他の周波数とは違って優位性の方向が逆の反応をします。つまり40、60といった数に何か感覚的に働くものがあるわけです。さらに先を話しますと、40、60システムを研究しているうちに妙なものが見つかりました。それは満年齢と周波数が一致する年輪系です。私たちの頭の中には正確にこの太陽系と完全に同期したシステムがあります。もともと知られている生物の体内時計の中にはちょっとずれているものもありますが、そうでなくてまったくこの地球が公転するのと一致するシステムを持っているのです。ただ、私たちはこれに気が付かないだけです。これは満年齢の数に一致する周波数にその人の脳が特異的に反応するということです。さらに脳は年齢と同じ周波数の純音に反応するだけでなく、年齢と同じ数の周波数帯域で構成されている音にも、同様に特異的な反応を示します。年齢はその人の脳にとってはマジックナンバーです。毎年一つずつ増えていく系があるはずです。これはまだ見つかりませんが、その実体があるはずです。スライドで示したのは47本の周波数帯域から構成された音です。47ヘルツというのは1秒間に47のサイン波が存在するわけですが、この構成周波数の数を数えますと47コあります。こういった音、つまり1本から100本までの周波数帯域で構成された音をコンピュータで作り、年輪系を研究する上での材料にします。この研究でわかったことは、例えば満年齢47歳の人は、47ヘルツのサイン波（純音）に反応すると同時に、この47本の音で構成された音にも反応したのです。48本や46本には反応しません。つまり、時間情報と空間情報が頭の中でちゃんと統合されているということです。47ヘルツという時間と47本という空間が統合されているんです。これは非常に狂い難いシステムです。しかもそれは無意識のうちに行なわれるわけです。時間と空間情報が統合されるためには、私たちの頭の中には1秒という正確な基準を持っているに違いありません。ですから、ものすごい精緻なものを頭の中に持っているわけです。

さて、この満年齢と合致する周波数、音の構成数への反応がいつどこで変わるかと調べていきますと、私たちの誕生日の朝くらいに変わるんです。これは皆さん不思議に思われるのでしょうが、だいたい誕生日のその日の午前中くらいに変わっていきます。ですから先ほども言いましたように私たちの脳の中には、地球の公転と一致するシステムが明らかに存在するんです。

人間は、地球の上に足で立って、そしてこういうフィードバック系を通して、地球や宇宙と応答しあっていると言えます。私は、長年の聴覚の研究を通じて人間の非常に優れたセンサー、コンピュータの働きを明らかにしているわけです。これは一つのマン・マシンシステムとして脳をこういう機械として問いかけていきますと新しい未知の領域がわかってきます。

渡り鳥が磁気センサーを持っていることに人間はビックリしていますが、下等動物のセンサー以上のものが人間にあります。動物の中では人間が最も傑出して精緻なことをやっているわけです。大脳皮質で最も精緻なことをやっているのですが、その精緻なことは大脳皮質だけではできません。その精緻さに比例するだけの「無意識」のセンサーをフルに使っていなければならないのです。生物の中で最高の意識行動ができる人間は、最高の精緻なコンピュータを持っているわけです。

――『日本人の脳――脳の働きと東西の文化』（角田忠信著／大修館書店）

つまり、人間が動物のなかではもっとも精緻なことをやっているわけで、そのためには脳幹に存在すると思われる「無意識」のセンサーをフルに使っていなければならないという。

このような事実からも、ＶＱテストは誰にでも可能であるということが、容易に理解できるのではないだろうか。

５．スプーン曲げ

なぜここでスプーン曲げなのかと思うかもしれないが、これは特別な能力ではなく、一般人でもできるからである。私の親戚にもできるものがいる。

猪俣修二の著書『超常現象には〝絶対法則〟があった！』のなかに、念力でスプーンを破断した断端面の写真があるのだが、その断面には、超高温の場合に生じるディンプル構造と、超低温で生じるリバーパターンの両極の構造が同時に存在しているのだそうだ。（『新時代を拓く量子水学説』高尾征治著より）

この現象は、現代物理学で説明できない「超常現象」である。一般人が起こしうる現象であっても、その機序の解明が困難な例だ。

このように、植物、水、そして人間は、さまざまなところで日々「超常現象」を起こしているのである。これらを、現代の常識だけで判断しようとすると、理解が難しくなる。目に見えない氷山の下の存在をいつも考慮しなければならない。

量子場観察術

さて、私は、バイ・ディジタル・O-リングテストやフィンガーテストを試行しながら、改良をおこない、VQテストをやっと完成させることができた。

しかし、2017年10月に量子場観察術に巡り合うまでは、テストは完璧とはいえなかった。加えて、VQテストの技術を伝えることが非常に困難であることも自覚していた。

しかし、量子場観察術に出合い、これを習得したことで、ＶＱテストを完成させることができ、その伝授も量子場観察術に委ねることで、困難を乗り越えることができたのである。

では、量子場観察術とはどういうものなのか。簡単に言うと、量子場にある情報を観察者の体に映し出す技術のことである。自分自身の身体を使って量子場（波動）を観察する技術であり、特殊能力ではない。

量子場調整は、元ソニー半導体研究開発部に所属し、その後、学んだ物質の特性と人体との関係に興味を持ち、鍼灸院を開設した岩尾和雄が、様々な研究実験を経て、「誰もが学べ、体得できるように体系化した技術」である。

岩尾和雄の量子場観察術講座の内容をわかりやすく言うと次のようになる。

「人間は実は、この世のすべてのうちのほんの一握り（一説にはたった5パーセント）のものしか脳が認識していないといわれている。たとえば、「超音波」は人間の耳に聞こえないレベルの音波だから超音波と名がついているし、紫外線や赤外線・遠赤外線は、人間の目が認識できる色の波長を超えている光だから、「外」という名がついている。これ以外にも、レントゲンで使うエックス線や、放射線といわれるアルファ線、ベータ線、ガンマ線、中性子線……これらは人間の目には見えない電磁波だが、たしかに存在している。これらはすべて「波動」と呼ばれるもので、エネルギーの一種である。そして人間はそれらの影響を受けている。たとえば、遠赤外線は目には見えないけれども、体を温めてくれるし、紫外線は同様に目には見えないけれども、皮膚を焼き、日焼けを引き起こす。

このように、この世には目に見えるものだけが存在しているわけでもなく、目に見えるものだけが人間に影響を与えているわけでもない。こうした、人間の五感では知覚できないもののほうが、実際には圧倒的に多いのである。人間の認識できる5パーセント以外、残りの95パーセントは、大脳は認識できないまま生きているのだ。

2003年、NASAの観測衛星WMAPによってこの宇宙の内訳が測定できるようになり、わかったことだそうだが、私たちの体や星をつくっている原子は宇宙のたった4・4パーセントで、現在わかっているすべての物質を集めても5パーセントにしかならず、残りの95パーセントはなんだかわからない物質なのだという。

量子場調整では、私たちの大脳はこの5パーセントの領域しか認識できなくても、小脳は残りの95パーセントの空間、量子が充満していると考えられるエネルギーフィールドを認識していると考える。このフィールドが「量子場」である」

この量子場観察術や量子場調整は、「量子場観察術講座」を受講することで、2日間（3時間を2回）でその技術を習得できる。

この技術の詳細を記述するには制約があって、紙面上では詳しく記載できない。ここで伝えられるかぎりでもっとも重要なことは「起立位で、両眼の水平線上の前方のある75センチ先に視点を置いておこなう」ということである。

先に「人間の脳」についての項でも述べたが、人の脳は、満年齢の数に一致する周波数に特異的に反応する。47歳の人は47ヘルツという周波数に反応し、48ヘルツや46ヘルツには反応しない。人間は、こうした精緻なシステムを頭に持っており、量子場観察術においてもそれを最大限に活用するのだが、そのために、「水平線上の前方の視点」がもっとも重要な点になってくるのである。

VQテストでは、たとえばある薬剤1・5グラムが最適量であったとすると、1・4グラムあるいは1・6グラムでは不適量とする反応が出る。このように、人の脳が反応する周波数、VQテストでの最適量、量子場観察術における視点、いずれも非常に精緻で厳格なものなのだ。

量子場観察術を受講すれば、すぐに、自分が量子場で観察をおこなっているということを確認できる。なんら難しいことはなく、ほぼ全員が同じ結果を示す。ただし、受講してはじめて、完全な経験が得られる観察術である。外科手術をする場合、教科書を読んで大体のことを理解したとしても、実際の手術はむずかしいだろう。この技術もそれ以上の繊細さを有しているため、文字上のみの理解でおこなうのは難しい。

科学という言葉がある。森博嗣は著書『科学的とはどういう意味か』のなかで次のように述べている。

科学的とはどういう意味か。まず、科学というのは「方法」である。そして、その方法とは、「他者によって再現できる」ことを条件として、組み上げていくシステムのことだ。他者に再現してもらうためには、数を用いた精確なコミュニケーションが重要となる。また、再現の一つの方法として実験がある。ただ、数や実験があるから科学というわけではない。個人でなく、みんなで築き上げていく、その方法こそが科学そのものといって良い。

つまり、科学とは再現性を有し、かつ万人に認識される現象と考えてよいだろう。そうすると、量子場観察において実際に起こる反応や現象はいまだ科学で証明されていないにもかかわらず、この量子場観察術は明らかに科学的である。

そして、一般的な医学は、この「科学的とはどういうことか」という観点からすると、科学的にはほど遠いのである。医学は、統計処理をして、検定をして、どの方法・技術がより有効かを判定している。しかし、統計から得られた情報では個人の健康は約束できない。多くの人に効果がある方法であっても、それが目の前の患者にどれだけ効果があるかは不明だからだ。診療ガイドラインは参考にするが、より重要なことは個人にとってどの処置、薬物がベストかということである。特に抗癌剤は完全なオーダーメイドで投与できれば、副作用が少なく、効果が最大となるメニューが可能である。

——『科学的とはどういう意味か』（森博嗣著／幻冬舎）

量子場観察術によって完成したＶＱテストは、一般的な医学の枠を超えて、各個人にどの薬剤、治療が最適かを示してくれる。

量子場観察術の視点

では、量子場観察術で得られる情報を、私たちはどこで見ているのだろうか。これはおそらく、小脳で見ているのだろう。

小脳は大脳の10分の1の大きさしかないが、その神経細胞数は大脳の7倍ある。大脳の神経細胞は約１４０億個だが、小脳の神経細胞は約１０００億個である。なぜこのように小脳の細胞は大脳よりも多いのだろうか。

これまで小脳は、運動機能の調整が主たる役割であって、機能はそれだけだと思われていた。しかし近年の研究により、いわゆる「体で覚える」ということは「小脳が記憶する」ということだとわかってきた。たとえば「自転車に乗る」という行動は、小脳が記憶してはじめて習得できる。そして、いったん自転車に乗ることを覚えてしまえば、何も考えなくても、習得から時間がたっても忘れることなく自転車に乗れるようになる。これが、「小脳が記憶した」ということである。

また、アルツハイマー病の患者は例外なく小脳が活動しており、通常の状態より活動が強化されていることがわかっている。これは、大脳から失われたメンタルな機能を小脳が代替しているからと考えられている。

こうしてみると、大脳が「有意識」を担っているのに対し、小脳は「無意識」を担っているといってもいいのかもしれない。小脳は大脳の思考をコピーして保持、記憶しているということになる。これがわかれば、大脳でじっくり考えて結論を導き出すような事柄でも、小脳の記憶から結論を導き出せるようになる。これが、量子場観察術ということなのだろう。

何を知ることができるのか

量子場観察術は、誰でも簡単に習得できる技術である。習得するのに才能は要らない。そして全員が、数秒のうちに回答を得ることができる。対象の量子場を観察し、いうなれば床に落ちているオレンジと同等になれる技術である。

これを応用し、判断できるものは、薬剤の適合度、最適量、最適服用法などである。創薬も可能と思われる。また、医療への使用のみにとどまらず、たとえば、ある食物が自分に合うか合わないかなど、生活に密着したことも判定可能である。

「未病」を治す

現在一般的におこなわれている診察は本当に科学的なのだろうか。大脳のみを使うような現在の診察では、片手落ちなのではないかと感じることがある。小脳をも活用したＶＱテストを使えば、後漢時代、医聖と呼ばれた張仲景らの偉人の能力にも近づけるのではないだろうか。

そうすれば、東洋医学は治療面において西洋医学を凌駕できる。東洋医学の潜在力は巨大である。ＶＱテストの技法は現在、「未病を治す」唯一の方法ではないだろうか。

私はてんかん診療が専門の分野であるから、それについて症例を挙げてみよう。

41歳女性、重度精神遅滞・難治てんかんの症例

20年以上前から、てんかん・重度精神遅滞。大病院では、年に何回も重積状態で救急外来に搬送されていた。当科受診後は、痙攣重積はなく、発作は3年後から完全に消失。漢方は、抑肝散加陳皮半夏を主体に処方していた。興奮が軽減し、自分で噛め、食べるようになった。言葉が出て、園でのことをよく話したがるようになった。患者の母は、「この子が歩けて、話せるようになるなんて」と、話している。

人は、無意識下では意識上の分別よりも高度の能力が存在している。「氷山の一角」という言葉があるように、我々は意識全体の一部しかみていないのだ。人間の持つ力は大きい。ただ、現在はそれを正しく引き出す方法を知らないだけなのである。

第2部

VQテストの技術——現場での活用

ＶＱテストは厳格な技術であり、これが完璧に施行されれば、「神の業」に近い能力を持っていたと思われる後漢時代の医聖、張仲景の技術にも迫れるであろうと思う。そのためには、検査者は、量子場、純粋意識、統一場と繋がり、その情報を被検者に伝達する必要がある。

また、検査者自身は、被検者に対して優しさを持って接し、技術に対して感謝の気持ち、畏敬の念をもって施行することが重要である。

では、実際の技術について解説する。重ねてお伝えしておくが、ＶＱテストは、量子場観察術講座を受講し、その技術を習得した者のみが正しくおこなえる。ＶＱテストに興味を持たれた方は、量子場観察術講座を受講してみてほしい。その場で「量子場」の存在を感じることができるようになる。年齢に関係なく、すべての人がその世界を感じることができる。

基本的技術

ＶＱテストは、基本的には地球上のあらゆる生命（特に人間）に対して、ある物、ある技術、ある物事が貢献するかどうかの判定に利用する。

①ある生命（特に人間）に対して、現存するある物、ある技術、ある状態が十分に有益かどうか。

②ある生命（特に人間）に対して、ある未来的な物質（たとえば新しい創作物など）や技術が十分に有益かどうか。

③臨床医学において、ある人に対してどの薬物がどれだけの量必要で、どの程度有効に作用するか、あるいは副作用があるかどうか。

これらは、過去、現在、そして未来の、あらゆる物質、事柄についても問うことができる。

さらにVQテストは、この技術をマスターすれば医学においても、薬学、工学、他の分野においても利用できる技術である。

ただし、どんな技術でもそうだが、この技術も良心に基づいておこなわなければならない。それが、ひいてはテストの正確さにも影響するからである。

臨床の場における量子場観察

1．量子場観察を行なうときの姿勢

診察室で、坐位の姿勢で診察をおこなっている状況を基本とする（立位ができない人も可能である）。

①椅子などの安定した場に腰掛ける。両足は楽にする。診察以外の場合もすべて同じ条件でおこなう。心身ともに安定する姿勢をとることが重要である。
②身体的にも精神的にも、可能なかぎり緊張が少ない状態でおこなう。
③背筋をできるだけ伸ばして腰掛け、顎を引く。このとき、頚部と頭部はほぼ一直線になる。臀部から上の姿勢が重要である。

２．量子場観察を行なうときの文言

『般若心経』のなかに、次のような文がある。

故に知るべし、般若波羅蜜多のこの大神呪《だいじんしゅ》、この大明呪《だいみょうしゅ》、この無上呪《むじょうしゅ》、この無等等呪《むとうどうしゅ》を。よく一切の苦を除き、真実にして虚しからず。

ここでの呪とは真言のことである。真言《しんごん》とは、サンスクリット語のマントラ(Mantra)の訳語で、「真実の言葉」という意とされている。これを想念することで、意識が「自然法則の統一場」に繋がると説いている。それが、「よく一切の苦を除き、真実にして虚しからず」という境地になる。

量子場観察術をおこなう場合にも「量子場」とコンタクトをとるため、それにふさわしい文言が必要になるだろう。この文言は、テストに必須のことではないが、これをおこなうと量子場とのコンタクトが強くなるため、私は必ずおこなっている。

①量子場観察をはじめる前に量子場と繋がるという実感を確認する

水平線上を前方視し、平常開眼より少し閉眼気味で、軽く吸気呼気をおこなう。その後、安静呼気位のままの状態で、視線は75センチ先にカタカムナ文字をしっかりイメージし、またはその図象を見て、それに向かって「ブラフマン」と想念する。すると胸が大きく上方に開き、深遠な気分になる。この状態は検者が量子場に一時的に繋がったという証明である。「ブラフマン」はなるべく短く、小さめに想念する。

カタカムナ文字とは、１万２０００年以前の日本の上古代人が宇宙、量子、生命の本質について、現代科学を越える知識を持っていたというカタカムナ文明の文字である。カタカムナ文字は量子物理学の世界を述べていると考えられている。このことについて、詳しくは『超科学書「カタカムナ」の謎』（深野一幸著）などを参照すると理解の助けになるだろう。

このカタカムナ文字に向かって「ブラフマン」と想念すると、深遠な境地に落ち着くことができるのだ。この現象はカタカムナ文字が量子場と繋がっている証明でもあろう。最初はこのような境地を感じることができないかもしれないが、経験を積むことで感じられるようになってくる。

「ブラフマン」とは「宇宙の最高原理」を示すインド哲学の言葉で、宇宙の根

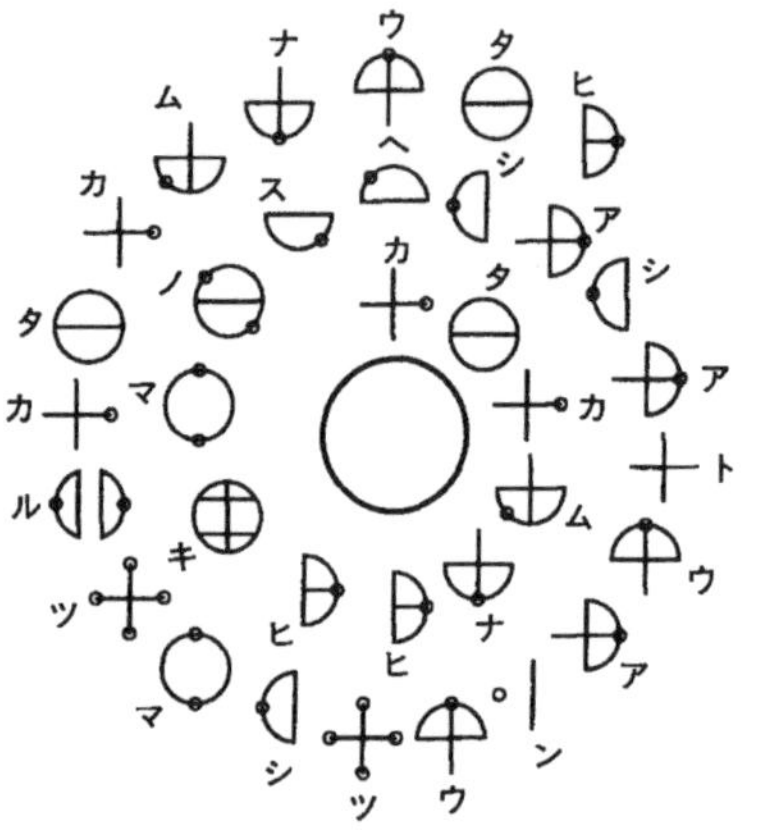

図5　カタカムナ文字

深野一幸『超科学書「カタカムナ」の謎』より

本原理、あるいは宇宙の最高実在のことをあらわし、存在するすべての物とすべての活動の背後にある、究極で不変の現実である。すべての「自然」法則を統一する単一の場であり、銀河や宇宙の構造、植物、動物、人間などあらゆる生命のすべての基礎がブラフマンなのだ。

それを理解すれば、量子場と繋がっているカタカムナ文字をしっかりイメージし、それに対して「ブラフマン」(呪文と同等と考えてよい）と想念することで、より強く量子場とコンタクトできるとわかるだろう。

②量子場観察術をはじめるときの姿勢

診察中ではパソコンを見ておこなうことがほとんどなので、視線をパソコン画面に向ける。この方法を基本的手技とする。

頭部はやや前傾となる。頭部の垂線と視線はいつも直角である。

パソコン画面が検者の眼から約75センチ離れた状態になるように設置する。視線はパソコン画面上、机から約30センチ〜35センチ（検者の身長約１６５センチ〜１８０センチ）上の点を見る視線がよい。また水平線上の75センチ先からは約20センチ下方がベストな視線と考える。このようにすることで75センチ先の視点が設定しやすくなるからである。

実際のパソコン視線は、上記の範囲で各個人がもっとも抵抗のない、落ち着く視線がベストである。開眼度はパソコン視線なので平常開眼でよい。

視線の前面は75センチ先のパソコン画面上のイメージをしやすい空間がよい。パソコン画面がない場合は同様の姿勢、視線でおこなう。

③量子場とコンタクトをとるための文言と、被検者を判定する「場」とコンタクトする文言

視線をパソコン視線上にもっていき、1、2秒後、安定したら、75センチ先に丹田のイメージを意識すると、胸がゆっくり膨らむように吸気になる。その後はゆっくり呼気になる。

丹田は、「そこに丹田がある」ということを意識するだけで、気が流れる・貯まるといわれ、姿勢が自然とよくなる。さらに丹田は「神殿」であり「仏殿」であり、人と宇宙を繋げる場と考える「TANDEN-DO(丹田道)」提唱者もいる。

そしてその安静呼気位で「75センチ先に、視点を置く」と短く想念する。そうすると呼吸は精妙な、深遠な吸気状態になる。

その後自然と呼気となり、安静呼気位に落ち着くが、この過程で被検者を判定する「場」とコンタクトするために以下の手技をおこなう。

パソコン視線上の75センチ先に、被検者の手先が下を向いた手掌をイメージ

する。その「手掌窩」が判定する「場」である。男性は右手である。この呼気のときに「手掌窩」に向けて、「ブラフマン」となるべく短く想念すると、安静呼気位に落ち着く。ここで検者は個人の問題を判定する「場」とコンタクトが取れたことになる。

以上の２つの過程は連続しておこない、約10秒要する。

この時意識下（小脳が主体）では視点は75センチ先に設定されている。視点は大体の距離でよい。脇から指先まで60センチ前後と思われるので、指先から15センチぐらいが目安となる。

④個人の問題以外の一般的問題を判定する場合は次の過程をおこなう

③と同様に、視線をパソコン視線上にもっていき、そこに丹田をイメージすると、胸がゆっくり膨らむように吸気になる。その後はゆっくり呼気になる。そしてその安静呼気位で「75センチ先に、視点を置く」と短く想念する。そうすると呼吸は精妙な、深遠な吸気状態になる。

その後自然と呼気となり、安静呼気位に落ち着くが、この過程で一般的問題を判定する「場」とコンタクトするために以下の手技をおこなう。

パソコン視線上の75センチ先の視線に向けて、「ブラフマン」となるべく短く想念すると、安静呼気位に落ち着く。ここで検者は一般的問題を判定する「場」とコンタクトが取れたことになる。

以上の2つの過程は連続しておこない、約10秒要する。

3．量子場観察をおこなうときの判定の実際

①判定の方法

被検者を判定する「場」とコンタクトがとれたとき、呼吸は安静呼気位にある。視線はそのまま「75センチ先の視点」の被検者の手掌窩に置き、「……を服用します」「……します」など想念し、「75センチ先の視点」で量子場の反応をみる。

全て安静呼気位で判定する。坐位がとれない状況では立位でも可。

②選択診

選択診とは、答えが正しいときには選択（ＹＥＳ）として上半身が前傾し、答えが正しくないときには非選択（ＮＯ）として上半身が後傾することをいう。

判定時にその項目が「best」と想念し、ＹＥＳならば最高の選択となる。「another」と想念してＹＥＳならば他に必須の選択肢があるということになる。

これはもっともシンプルなやりかたであるが、場面によっていろいろな文言に変えてもかまわない。

③注意

・口は判定時には閉めておく。口腔内に食べ物があっても噛まずに判定すること。食べ物を口にしたときに何か違和感をおぼえたら，噛まずにテストをおこなう。

・判定は約２秒で確定できる。

・患者の情報を十分に得てから判定すること。
・同一の被検者を同じ時間帯で時間をおいて判定する場合、被検者の手掌をイメージし、その手掌窩に向けて「ブラフマン」と想念するだけで、判定をはじめてよい。
・多人数に連続して同じ項目のテストをおこなう場合は、2番目の被検者からはまずパソコン視線上の75センチ先に被検者の手掌をイメージし、「手掌窩」に向けて「ブラフマン」となるべく短く想念し、その「手掌窩」で判定をおこなう。

VQテストの実施

1. 判定について
①被検者の判定の「場」
項目のすべての判定は被検者の手掌窩、すなわち「VQテストの判定の場」

でおこなう。被検者の手掌窩は手先が下を向いた手掌窩で、男性は右手、女性は左手をイメージする。

②一般的対象の判定

パソコン視線上の「75センチ先の視点」の場でおこなう。

③判定する内容

㋐適合判定

摂取するもの、受ける治療が、よいかどうかを調べる。そのなかには、ある生命（特に人間）に対して、今現存するある物、ある技術、ある状態が十分に有益かどうか、そしてある未来的な物質（たとえば新しい創作物など）や技術が十分に有益かどうか、さらに日常的に利用される臨床において、ある人に対してどの薬物がどれだけの量必要で、またどの程度有効に作用するか、あるいは副作用があるかどうかを判定する場合である。

㋑病態判定

臓腑が正常で、病原体が存在しない場合は、ＹＥＳの反応が出る。

臓腑に異常があったり、病原体が存在する場合はNOの反応が出る。

たとえば、膵癌の人の場合、「膵癌がある」と問うと「YES」と判定されるが、「膵癌はない」と問うと「NO」と判定される。

膵臓の反応をみれば、病態が存在するので「NO」となる。

また、新型コロナウイルス感染患者では、「新型コロナウイルスに感染している」と問うと「YES」と判定される。

しかし治癒後や不顕性感染の場合は「新型コロナウイルスに免疫がある」と問うと「YES」と判定される。

2．選択診の流れ

①第1次選択診は手掌窩でおこなう。選択すべきならばYES、非選択（効果が少ない、中等度以上の副作用がでる）ならばNOという反応が出る。2、3種類の漢方処方の判定を続けておこなってもよい。
②第1次選択診でYESの場合、それ以後の効果度、代用診、副作用などはす

べて、各5指を利用して判定する。

③多数の項目を検査する場合は、1呼吸をして、呼吸を再び静寂な安静呼気位にして判定をおこなう。テストにおいて、判定する内容を確認したりするときなどは、正中位から目をそらしてもよいが、判定時には正中位半眼位に戻すようにする。判定の瞬間はいつも静寂な安静呼気位でおこなわなければならない。

④1呼吸でできるテスト項目数は、静寂な呼吸停止状態が維持できるなら、制限はない。多数項目をテストする場合、だいたい1項目につき最低2秒前後を要するが、呼吸に慣れてくると1呼吸で5項目ぐらいは判定できるようになる。だが、速さを追求するよりも、1項目ごとに、イメージした手掌窩に向かって、しっかりとおこなうようにする。

⑤多くの薬剤などをまとめて選択する場合、グループ化すると、迅速な選択が可能になる。ＡとＢのグループに分けて、Ａのグループのなかに選択すべきものが一つでも含まれていればＹＥＳとすればよい。これを繰り返せば、工

夫しだいで、最適の薬剤を迅速に選択できるようになる。

3．判定の条件

①1呼吸でできる時間やテスト項目数は、静寂な呼吸停止状態が維持できれば制限はない。1項目ごとに、イメージした手掌窩に向かって、おこなうようにする。

②紙に書かれた図などは判定する前まで見てもよいが、判定の瞬間はイメージで判定すること。

③判定する内容に関する知識を十分に得てからおこなうこと。VQテストは盲検的に判定するのではなく、十分な知識をもって、数種類の鑑別すべき薬剤などの取捨選択をするときにはじめて利用するものである。臨床検査や診断を十分におこなったうえで、VQテストという手段を利用すること。

④被検者に関する情報を得てから判定すること。写真だけとか、症状などが不明のまま、名前だけでの判定などはしないこと。不十分な情報で判定すると

誤った判定の原因となる。

⑤検査者の意識上にない、患者が保持している薬物などは検査に影響を与えない。現物は参考としてよいが、すべて想念が第一義である。

⑥判定時、口は閉じておこなう。鼻閉があっても、判定のあいだは呼吸を停止したままにする。

⑦判定をおこなう瞬間は、相手の声は聞こえていてもよいが、あまり意識しないこと。

⑧電話を持ったりなどして、患者の話を聞きながらでも、テストをおこなうことができる。しかし、判定をおこなう瞬間は相手の声は意識せずに、応答もしないこと。

⑨医療が十分にできる状態なら、軽い飲酒をしていてもテスト可能。風邪をひいたり、他の病気であったりしても、条件が維持できれば可能である。鎮静剤服用中でも精神が安定していれば可能だが、麻薬常習者は不可である。

VQテストの実施方法について列記してきたが、理論は理解できても、文字の記載だけでは十分にわからない部分もあると思う。講習会などによって、技術のコツを直接学ぶことも検討していただきたい。

上級技術

以下の項目は、日常の診療においてほとんどおこなうことはないものの、一人の患者をくわしく観察するときに必要となるものである。医療人でなくても、物事を分析できる方法である。

漢方の適合診

1．臓腑診

　まず、診断部位の臓腑に異常があればＮＯ、異常がなければＹＥＳと判定が出るように規定する。これは必ず必要になる決め事である。たとえば、ＹＥＳの場合に後ろに傾く、と規定しても構わないが、標準的にはＹＥＳの場合には前に傾く、と規定する方が妥当である。

①身体が完全に正常であるとき、六部部位の診断部位ではＹＥＳを示すように規定する。六部部位の診断部位には臓器のすべての情報があるので、ここが東洋医学的病態の診断の第一歩である。
六部部位の診断部位をイメージする場は、パソコン視線上の「75センチ先の視点」の場である。
②診断部位が異常であればＮＯを示す（正常であればＹＥＳ、正常でなければＮＯ）ように規定する。１処方が必要なときは1か所のみＮＯとなる。
③まず、六部定位でいずれの臓腑が異常なのかを判定する。判定は六部定位のイメージのなかでおこなう。図6を参照のこと。

六部定位の脈診部と配当臓腑

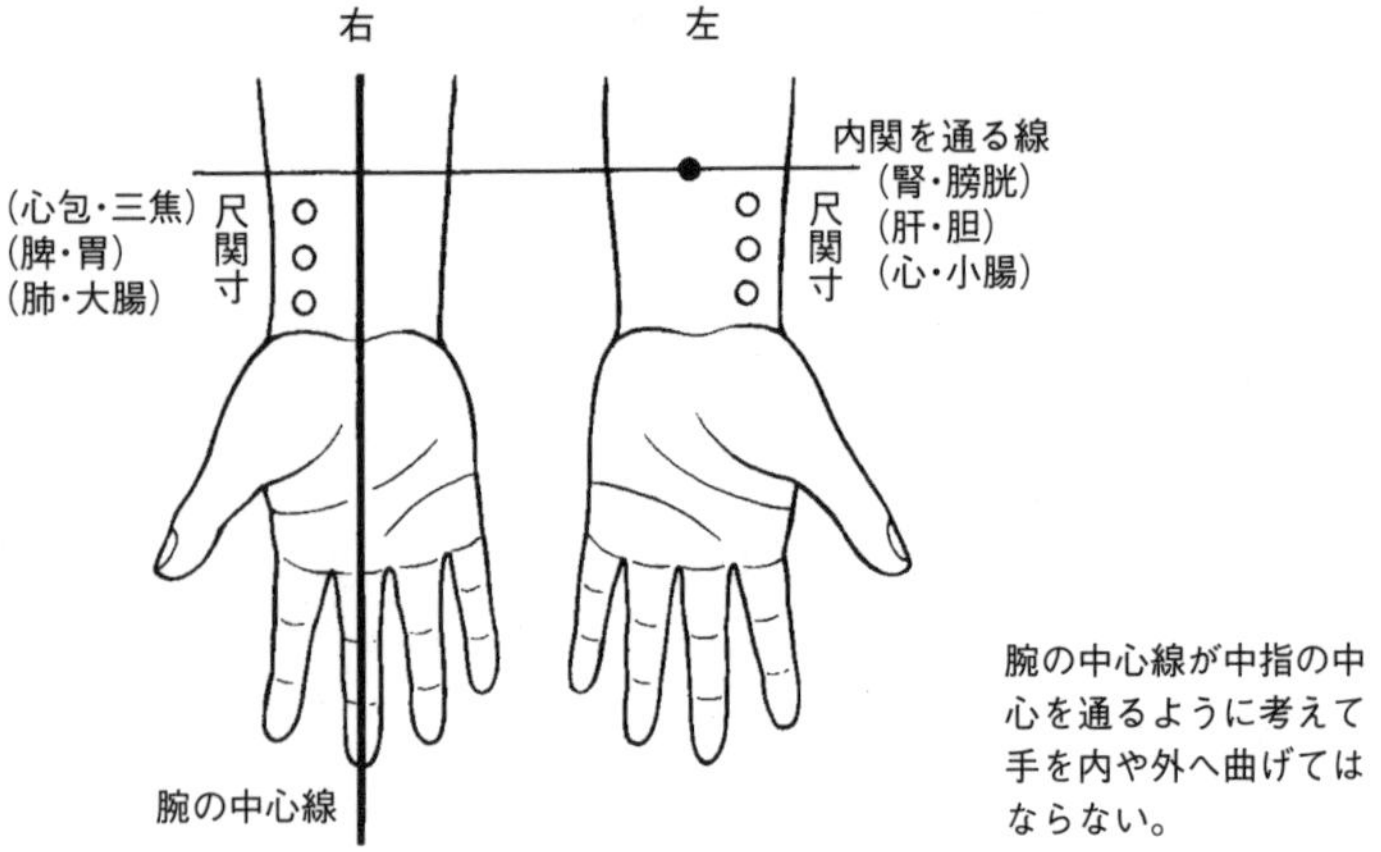

図6　六部定位と対応する臓腑

入江正著『臨床東洋医学原論』より

診断部位の臓腑に異常があればNO、異常がなければYESと判定が出る。また、右の六部定位をまとめて異常がないかをみることなどもできる。右の六部定位が「NO」となれば、肺・大腸、脾・胃、心包・三焦のいずれかで異常があることを示す。

④いずれの臓腑が異常なのか判明したら、次に、臓と腑の区別をおこなうために図7、小田顔面診断図を利用する。小田顔面診

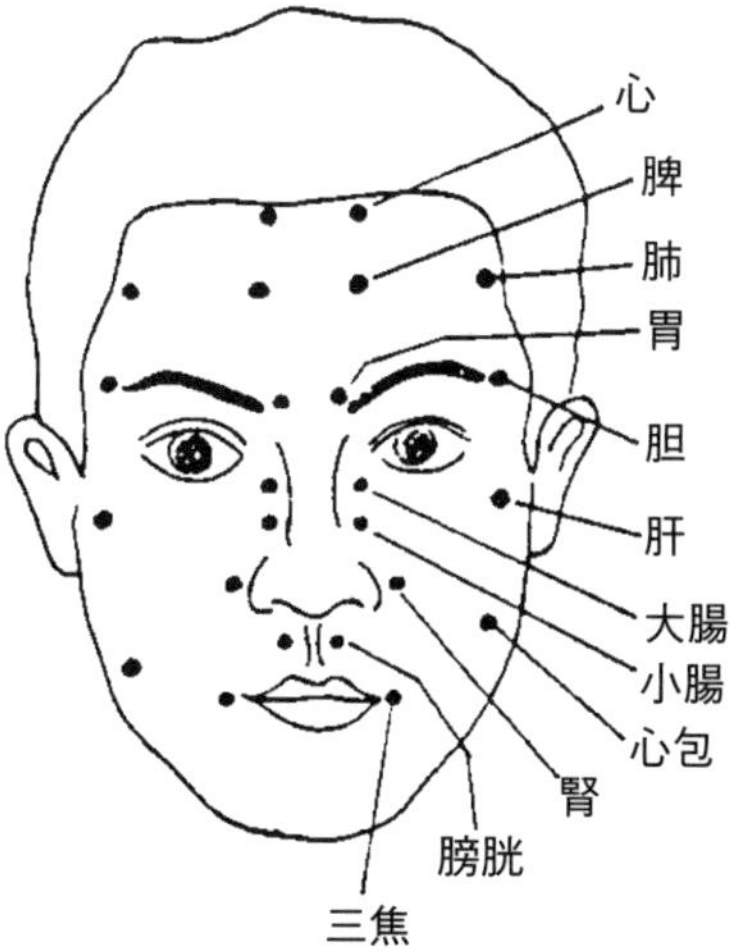

図７　小田顔面診断図

入江正著『臨床東洋医学原論』より

断図では図のように各12経別に左右の診断点を有する。

この場合も、判定は小田顔面診断図をパソコン視線上の「75センチ先の視点」の場にイメージして、そのなかでおこなう。たとえば、六部部位の診断部位で脾・胃でＮＯが認められたら、小田顔面診断図では左右の脾、左右の胃の４カ所のうち、１カ所以上でＮＯの反応が出る。小田顔面診断図の１カ所の部位には１処方が相当し、２処方以上が相当することはない。

⑤次に、臓腑の虚実寒熱を判定する。寒熱と虚実は別々におこなう。

小田顔面診断図をパソコン視線上の「75センチ先の視点」の場にイメージしたように、5本の指をパソコン視線上の「75センチ先の視点」の場にイメージして、そのなかでおこなう。異常のある臓腑について、虚実寒熱は各指を利用してそれぞれを判定できる。実証は体力のある人、虚証は体力のない人、熱証は暑がりの人、寒証は冷え症の人である。この分類が判れば漢方薬の迅速な選択に役立つからである。

第1指は実証、熱証を示し、第3指は中間証を示す。第5指は虚証、寒証を示す。第2、4指は（5段階分類する場合は）それぞれの中間であると規定する。

たとえば、虚実の程度が、第X指に設定された虚実度に一致するかを判定するために、まず「イメージした第X指に相当する」と想念し、YESの判定な

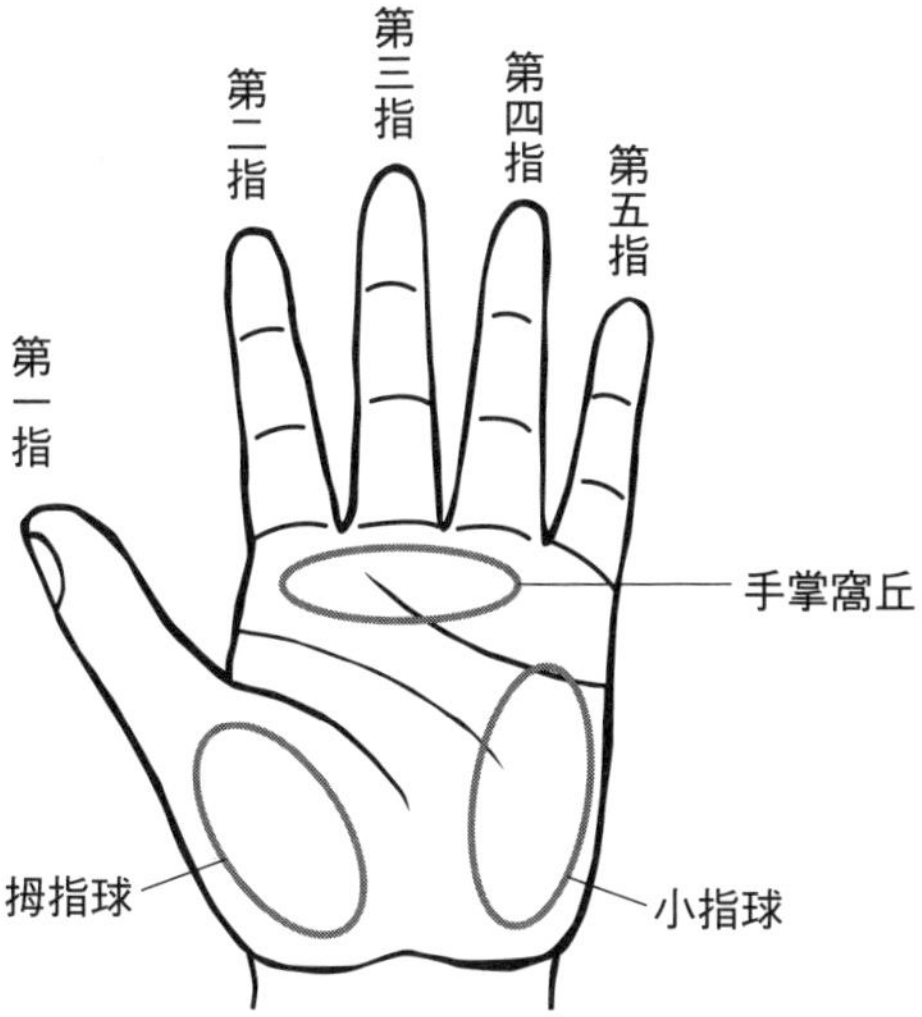

図８　指のイメージ

らば虚実の程度は第Ｘ指に一致する体質を有すると判定する。小田顔面診断図上の２点がＮＯの場合は２点各々に虚実寒熱を判定する。

この指をイメージする方法はこれからも使用する。

２．選択診

検査者は薬物、対象物の内容を十分に理解しなければならない。臓腑診をしなくても第１次選択診をおこなってよい。

まず、漢方が著効するかどうか

を判定するために5指を利用する。次のように設定する。
薬物が、第1指に設定された漢方薬に一致するかを判定するために、イメージした第1指に対してYESの判定ならば、その薬物は第1指に一致する機能を有すると判定する。

第1指は著効する漢方を意味し、日本（あるいは各国）で最高の処方である。エキス剤でも十分に効果が期待できる。ただしメーカー間で効果の程度に差がある場合があるので、どのメーカーがいいかをチェックする必要もある。
漢方の選択診においては、可能な限り第1指に相当する漢方を選択すべきである。

第2指は著効が期待できる漢方薬を意味する。だが、第2指の場合は左記の項目をチェックする必要がある。
・煎じ薬でないといけない、エキス剤では効果があまり期待できないのかどうか。

・黄芩《おうごん》が必要かどうか。
・甘草の量が多すぎないか、または不要であるか。
・１日量が３⁄３か１⁄３か。または倍量か。
・地黄は乾地黄でよいか（八味丸、四物湯）。
・蒼朮でよいか。

これらをチェックすること。

第３指は著効薬に非常に近い処方を意味する。たとえば、小建中湯と黄耆建中湯、桂枝湯と桂枝加黄耆湯、半夏瀉心湯と生姜瀉心湯との関係である。

第４指でＹＥＳならば、効果は軽度であることを意味する。

第５指でＹＥＳならば、効果はないことを意味する。

第１指から第３指でＹＥＳを示す場合、手掌での診断はＹＥＳである。

選択した処方が第1指でYESになるかどうかを確認すべきである。

3. エキス剤による合方代用診

エキス剤にない処方が必要な場合は、エキス剤の組み合わせで代用する。処方の選択診を手掌窩でおこなったが、その処方がエキス剤にない場合である。この場合は、処方に近いエキス剤の組合せから、第3指でYESとなるものを選択する。たとえば、桂姜棗草黄辛附湯が手掌窩でYESである場合、おそらく、エキス剤の桂枝湯+麻黄附子細辛湯が第3指でYESとなるだろう。そのように決定していく。

4. 各国においての処方の相違について

日本漢方、中医学、韓医学の各国の処方のうち、同一の症状（症候、病態）に対するものであっても、第1指に選択される処方が異なる場合がある。異なるケースの方が多いかもしれない。しかし、それで構わない。

選択されるべき最高の方剤が日本漢方、中薬、韓医薬のどれかの選択は、指を利用しておこなう。

このとき「漢方処方大成」に記載されている処方のなかで、日本漢方の書籍の処方集に載っている処方を日本漢方薬とし、中医書に主に記載されている処方を中医薬とする。韓医薬は「方薬合編」に記載されている韓医薬独自の処方とした。

次のように規定する。

診断では、第1指でＹＥＳならば日本漢方エキス剤を選択することを意味し、第2指でＹＥＳならばエキス剤以外の日本の既製の処方を選択することを意味し、第3指でＹＥＳならば中医学を選択することを意味し、第4指でＹＥＳならば韓医学から選択することを意味し、第5指でＹＥＳならば創作処方を選択することを意味する。このようにすることで、最適の処方を最短で選択することができる。

この1―5指の手法は日本において適用される。各国の診療状況に合わせて決定する。

手掌窩でおこなう第1次選択診で選択されるべき処方が見つからない場合などに、日本漢方、中薬、韓医薬、創作処方のいずれを選定すればよいかが判明すれば、より速く最適な処方を選択できるようになる。

5．処方に対する生薬加味の必要性

漢方薬を完全な処方するためには、YESと判定されたエキス剤にさらに生薬を加味（追加）する必要がある場合がある。その方法として、被検者の同側、女性なら左手の小指球で判定する。

手掌の小指球をパソコン視線上の「75センチ先の視点」の場にイメージする。その処方に加味生薬の必要がなく、完全であれば、小指球でYESとなる。加味生薬の必要がある場合は、小指球でNOの判定が出る。手掌窩で必要な生薬を追加選択する。

必要な生薬を次々に選択していった後に、小指球でＹＥＳの判定がでたら、さらなる生薬の追加が必要ないと判定される。

次に、加味生薬の量を判定する。手掌窩でＮＯの判定になるまで、必要な生薬を増量する。ＮＯになる直前の量が必要量である。生薬の量は「１グラム」ではなく、「１グラム超」というように増やすようにし、「３・５グラム超」でＮＯとなったら「３グラム」が適量とする。

これは、さらに詳細に決定するために、０・１グラム単位でおこなってもよい。

６．処方に対する合方の必要性

完全な漢方薬処方にするためには、ＹＥＳを判定されたエキス剤にさらに他のエキス剤を追加する必要がある場合がある。その方法として、被検者の同側、女性なら左手の拇指球で判定する。第1の処方だけで完全性があればYES、第1の処方だけでは完全性がなく、他の処方の併用が必要ならばNOとなる。

再度、六部定位及び小田顔面診断図でいずれの臓腑がまだNOなのかを判定し、第2の処方の選択診を拇指球でおこなう。第3の処方が必要な場合も同様の方法でおこなう。

7．創作処方が必要になった場合

創作処方が必要になった場合についても、パソコン視線上の「75センチ先の視点」の場で判定をおこなう。

ひとつの処方を想定して、必要な生薬の種類と量を手掌窩で次々と想念し、判定する。ひとつの処方を想定した状態で、選択された生薬群が小指球でYESになった時点で一創作処方が完成である。1呼吸で複数生薬を選択することもできる。このときも、生薬の量は「1グラム」ではなく、「1グラム超」というようにおこない、「3・5グラム超」でNOとなったら「3グラム」を適量とする。

さらに詳細に決定するには０・１グラム単位でおこなってもよい。

８．生薬量の微調整

既製処方であっても、生薬の量が教科書により異なることがある。生薬の量を手掌窩で次々と想念し、増量しながら判定する。パソコン視線上の「75センチ先の視点」の場でおこなう。

９．追加処方の有無の判定

選択した処方以外の処方、生薬が必要かどうかをみる。「その他の処方が必要である、生薬が必要である」と被検者の手掌窩で判定を試みて、ＮＯと判定されれば、それ以上の処方・加味生薬は不要であり、選択している処方が完全であるとわかる。

10．服用方法

手掌窩で判定する。2剤服用する場合は、午前、午後に分ける必要があるか、服用を隔日にするかどうかを判定する。

11．完全な処方

最終判定時、被検者の小指球、拇指球がすべてYESならば、それが完全な処方である。手掌の各部位の意義を十分に認識して判定する。

12．漢方の経別分類の方法

中国の古典『霊枢』に「人は病気になると顔面にその病気に応じて5色の色が現れる」ことが述べられている。

この原理を利用して、各処方を12経別に分類する。次のように規定する。手掌をパソコン視線上の「75センチ先の視点」の場にイメージする。12経別を示す12色のなかで、肺・大腸、脾・胃、心包・三焦と対応する6色を右手の手首に乗せ、心・小腸、肝・胆、腎・膀胱と対応する６色を左手の手首に乗せてイメージする。衣服の色と判別するため、それらの色をしっかり認識する。そうすると、六部定位そして小田顔面診断図顔面において、すべての診断部位がＮＯ（正常でない）を示す。小田顔面診断図（図７参照）は各12経別に左右の診断点を有する。

このように、すべての臓腑が病んだと仮定した、実験的人体を仮想して処方の分類をおこなう。検査者が男性の場合は、右手の手掌窩でイメージして、右手の手掌窩でＹＥＳとなる場合、正しい処方と判定できる。

次のように規定する。

たとえば、人参湯が右の六部定位の関でＹＥＳとなり、さらに小田顔面診断図の右の脾の部位でＹＥＳとなったとすると、人参湯は右脾経別と決定できる。これらは１対１の対応となる。このとき、小田顔面診断図の他の部位ではすべてＮＯを示す。

逆の面から考えると、右手の関の脈でＮＯを示す場合（これは脾と胃に異常があることを示す）、小田顔面診断図の脾と胃の診断部位（左右4箇所）の1箇所以上がNOとなる。

処方が正しければ、次にその処方の各生薬の量を決定する必要もある。

このような方法で、小田顔面診断図から、漢方薬を12経別、さらに左右別に分類することが可能である。そしてその分類した表を用いれば、最適処方を最短時間で決定できる。

新薬の適合診

漢方薬の適合診と同様である。

1．手掌窩で判定

選択ならばYES、非選択ならばNOという判定が出る。数種類の新薬を続けて判定してもよい。

２．至適量の判定

選択された薬剤の量は「１グラム」ではなく、「１グラム超」というようにおこない、「３・５グラム超」でＮＯとなったら「３グラム」が適量とする。さらに詳細に決定するには０・１グラム単位でおこなってもよい。

３．一系統の他剤の追加判定

てんかんの場合には、多数類の抗てんかん薬が必要なことが多いため、追加判定をおこなう。同側の小指球で判定する。第１の処方だけで十分で完全性があればＹＥＳと判定され、第１の処方だけでは完全性がなく、他の処方の併用が必要ならばＮＯと判定される。小指球がＹＥＳになるまで必要な新薬を追加選択する。

４．他の系統の薬剤追加判定

ある症状に対して選択した後でも、拇指球がNO（完全性がない）ならば他の系統の薬剤を追加することが必須である。同側の拇指球で判定する。他の系統の第3の薬剤が必要な場合も同様の方法でおこなう。

5．新薬の効果度の判定

1―5指を利用して判定する。第1、2指でYESならば、著効を期待できる薬剤を示し、特に第1指でYESならばベストである。第3指でYESならば中程度有効を期待できる薬剤であることを示し、手掌窩ではYESを示す。第4指でYESならば軽度有効を示し、手掌窩ではNOを示す。第5指でYESならば無効を示し、手掌窩でもNOを示す。

6．副反応の判定

手掌窩の選択診でYESであっても、副反応を確認することが望ましい。第1指でYESならば副作用はないことを示し、第2指でYESならば症状的に軽微の副作用（本人も問われなければ気づかない程度）を認めることを示し、第３指ならば中等度の副作用があることを示し、第５指ならば重度の副作用があることを示す。第４指ならば第３指と第５指の中間である。中等度（第３指）以上の（何らかの）副作用がある場合は手掌窩でＮＯを示す。

新薬の適合診の場合、手掌窩でＹＥＳとなるのは、効果度判定で第１指、第２指、第３指でＹＥＳを示し、副作用判定で第１指と第２指でＹＥＳを示す場合である。

新薬は、可能ならば効果度判定が第１指でＹＥＳとなり、副作用判定で第１指でＹＥＳになる薬剤（副作用がまったくない）を選択するのが望ましい。

選出した処方群が手掌窩でＹＥＳを示し、効果度が第１指でＹＥＳ、しかも小指球、拇指球でＹＥＳを示す場合、その処方は国内で最高の、完全な処方内容である。

その他の薬剤処方について

1．必須のサプリメント、代替医療器具、医療技術などの必要性について
被検者の手掌窩の、末梢側の隆起部分（手掌窩丘）の、2—4指の部分でNOならば、必要最低限のサプリメント、代替医療などがあるので、選択すべきである。その適合を見るのは手掌窩でおこなう。101ページの図8を参照のこと。

この場合、サプリメントは基礎的なサプリメントから選択する。
小指球、拇指球の反応からは漢方薬を利用して疾病の改善をおこない、手掌窩丘の反応からはサプリメントを利用して、健康の増進に貢献できると考えている。

2．サプリメント、代替医療、医療技術の効果度判定

手掌窩でおこなう。第１指、第２指がＹＥＳならば著効を期待できることを示し、特に第１指がＹＥＳならば日本で入手できるなかでベストであることを示す。第３指がＹＥＳならば中級、第５指がＹＥＳならば下級であることを示す。第４指がＹＥＳならばその中間である。可能なかぎり、第１指でＹＥＳになるものを選択する。

３．薬物、動植物の品質度の判定

選択された薬物が第一級品ならば第１指、第２指がＹＥＳ、このとき第１指がＹＥＳならば、日本で入手できるなかでベストであることを示す。第３指がＹＥＳならば中級品、第５指がＹＥＳならば下級品であることを示す。第４指がＹＥＳならばその中間であることを示す。

動物に対する診断

動物での判定は、口腔で適合診、病態診をする。雄雌の区別が困難な場合があるからである。ＹＥＳならば、第1選択薬剤群および最適漢方薬を示す。

これらの口をイメージする場は、人の場合と同じようにおこなう。視線をパソコン視線上にもっていき、1、2秒後、安定したら75センチ先に丹田をイメージすると、胸がゆっくり膨らむように吸気になる。その後はゆっくり呼気になる。

そしてその安静呼気位で「75センチ先に、視点を置く」と短く想念する。そうすると呼吸は精妙な吸気状態になる。その後自然と呼気がはじまるが、このとき被検動物を判定する「場」とコンタクトするために以下の手技をおこなう。パソコン視線上の75センチ先に、被検動物の口をイメージする。その「口」が判定する「場」である。この呼気のときに「口」に向けて、「ブラフマン」となるべく短く想念する。すると、安静呼気位に落ち着く。ここで検者は動物の問題を判定する「場」とコンタクトが取れたことになる。ここで判定する。

鍼灸では セルフォを利用する。これは一人でO-リングテストができる器具である。

鍼灸での方法

YESの場合は力が入り、NOの場合は力が入らないという基準で判定する。O-リングテストと原理は同じである。しかし第三者が不要なので、種々の雑音が入らず、よりベターである。

これを使用する場合も、最初は薬の適合テストの場合と同様に坐位の姿勢でおこなう。視線をパソコン視線上にもっていき、1、2秒後、安定したら75センチ先に丹田をイメージすると、胸がゆっくり膨らむように吸気になる。その

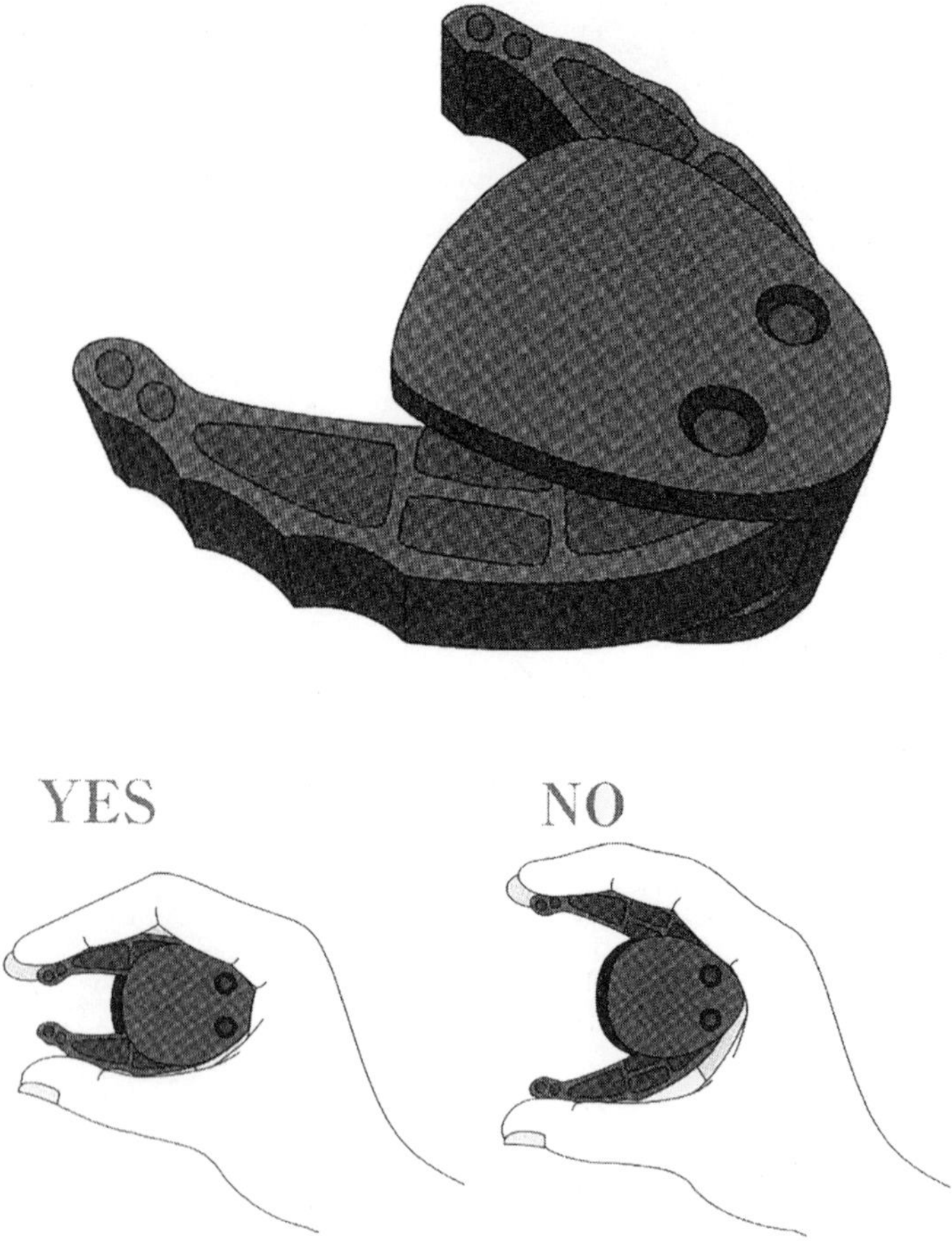

図9　セルフォとその使用法

片野貴夫著『超図解　片野式カムロギ・カムロミうず気功』より

後はゆっくり呼気になる。

この場合も、安静呼気位で「75センチ先に視点を置く」と短く想念する。そうすると呼吸は精妙な吸気状態になる。この状態は検者が量子場とコンタクトが取れたことを示す。

その後自然と呼気がはじまるが、このとき、被検者を判定する「場」とコンタクトするために以下の手技をおこなう。

パソコン視線上の75センチ先に、被検者の手先が下を向いた手掌をイメージする。その「手掌窩」が判定する「場」である。男性は右手である。この呼気のときに「手掌窩」に向けて、「ブラフマン」となるべく短く想念する。すると、安静呼気位に落ち着く。ここで検者は個人の問題を判定する「場」とコンタクトが取れたことになる。

以上の２つの過程は連続して、約10秒でおこなうようにする。

施術前に、針灸の治療内容を、ＶＱテストの姿勢で75センチ先の判定する「手掌窩」において判定し、大体の方針を決定して施行するべきである。
治療中は正式なVQテストの姿勢をとれないが、視線は坐位でおこなう場合と同じく、緊張の少ない視線でおこなう。そして75センチ先の「手掌窩」で判定する。判定をおこなう瞬間は、呼気安静位の呼吸で判定すること。

VQテストに要する時間は、慣れてくれば一般的な診察なら30秒ほどで完了する。日常診療などで使用する技術は、内容のごく一部で、選択診の基本技術のみで完結することがほとんどである。時間的負担はなく、診療がより正確になり、診察時間はむしろ短縮できるだろう。

おわりに

バイ・ディジタルO-リングテストや、フィンガーテストについて、なぜ誤りが起こるのかを詳しく述べてきた。しかし、このような技術は今後是非にも必要な技術であることは間違いない。

入江正は、著書で次のように述べている。

「現代でも立派に通用する医学を創った古代の人々は，人間の能力を最大に発揮出来る特殊技法を開発していたはずである」

地球上の生命はすばらしい能力を持っている。床に落ちている1個のオレンジさえも感情を有し、人間の意志を理解できている。われわれの体を構成するたった1個の細胞すらも、他の細胞と情報伝達ができている。最新の科学からも、さまざまな生命が、一般常識で理解されているよりもはるかに驚異的な能力を有しているとわかってきたのである。

地球上において知的能力が最高に発達した人間は、宇宙の営みとも精密なレベルで伝達しあい、連携していることがわかってきている。人の無意識下では、意識上の分別よりも高度の能力が存在しているのである。人が認識できる能力は「氷山の一角」でしかない。我々は、いまだに、自分の持つ意識の一部しか見えていないのだ。

ノーベル物理学賞を受賞したマックス・プランクの言葉として、次のようなものが伝わっている。

「意識は物質よりも根源的なものだ。物質は意識の派生物にすぎない」

「すべては振動であり、その影響である。現実に何の物質も存在しない。すべての物は、振動で構成されている」

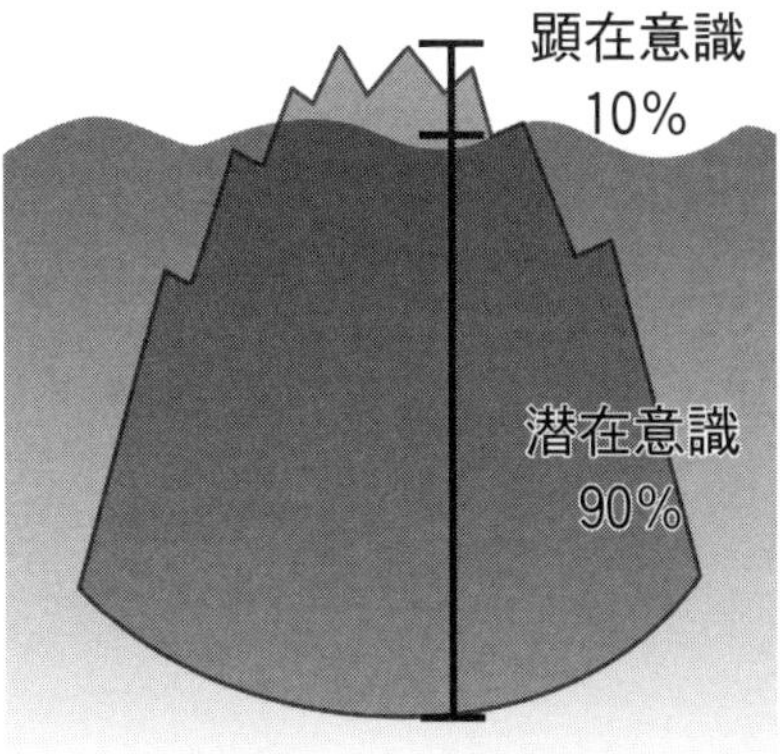

分子医学
分子のレベル
現代医学
漢方医学

量子医学
素粒子のレベル
エネルギー医学・波動医学
フォトバイオモジュレーション
電磁波療法
アーシング
ラドンα線医療

著者は、医学の世界を上の図のように考えている。癌・難病が増えている現状では、分子レベルだけではなく、量子レベルの治療が必要である。そしてそれらは、癌・難病の患者さんが無理なく受けられる環境にあることが必要である。

そして、エジソンのライバルとして知られる発明家ニコラ・テスラは、次のように語る。

「私の頭など、受信機にすぎない。宇宙には、知識と力と閃きの源がある。私はまだその秘密に到達したことがない。しかし、私はそれが存在することを知っている」

「もし、宇宙の秘密を知りたければ、エネルギー、周波数、振動の観点から考察せねばなるまい」

これらの言葉を紹介しているウェブサイトでは、次のようにまとめられている。


もし、この世のあらゆるもの、物質、人間の思考、意識すら全てのものを作り上げる根本となる一つのエネルギー、エネルギー場が存在するのなら、知識や閃きもそのエネルギー場から生み出されるはず。

ニコラ・テスラの言う、「知識と力と閃きの源」とはこのことであり、もしかしたら、そこにアクセスする方法があるのかも知れないですね。

（引用元：https://togamin.com/2018/10/15/180827/）

数多の科学者たちが考え至ったような、根源となるエネルギーの海、これこそがVQテストの根本的原理なのである。

我々は、約140億個の大脳の神経細胞を使って考えているが、小脳の神経細胞は約1000億個もある。大脳が「有意識」を担っているのに対し、小脳は「無意識」を担っているといってもいいのかもしれない。人の無意識下では、意識上の分別よりも高度の能力が存在しているのである。

さらに、小脳が、大脳の思考をコピーして保持、記憶していることがわかれば、大脳でじっくり考えて結論を導き出すような事柄でも、小脳の記憶から結論を導き出せるようになるだろう。

ＶＱテストはこのことを可能にしてくれる技術である。現代でも立派に通用する医学をつくった古代の人々にも通じる、「人間の能力を最大に発揮できる特殊技法」といえるだろう。

この技術がこれからの医学の進歩や患者の幸福に寄与できることと信じ、ひとまず筆をおくこととする。

◆参考文献

『図説バイ・ディジタルO-リングテストの実習』大村恵昭著　医道の日本社
『臨床東洋医学原論』入江正著
『人間の生理　ヴェーダとヴェーダ文献の現れ』トニー・ネイダー著
『ガン呪縛を解く』稲田芳弘著　Eco・クリエイティブ
『フィールド　響き合う生命・意識・宇宙』リン・マクタガート著　インターシフト
『植物は気づいている　バクスター氏の不思議な実験』クリーヴ・バクスター著　日本教文社
『日本人の脳――脳の働きと東西の文化』角田忠信著　大修館書店
『新時代を拓く量子水学説』高尾征治著　Eco・クリエイティブ
『超常現象には〝絶対法則〟があった！』猪俣修二著　ロングセラーズ
『科学的とはどういう意味か』森博嗣著　幻冬舎
『超科学書「カタカムナ」の謎』深野一幸著　廣済堂出版
『超図解　片野式カムロギ・カムロミうず気功』片野貴夫著　ヒカルランド

〈著者プロフィール〉

立花　秀俊（たちばな　ひでとし）

1951年大分県日田市に生まれる。医学博士。

1975年、山口大学医学部卒業。山口大学病院小児科勤務。
1977年、鳥取大学脳神経小児科留学。
1985年、大分岡病院小児科勤務。
2015年、大分リハビリテーション病院漢方外来・小児科勤務。
2020年７月、立花漢方内科小児科開業。
日本東洋医学会専門医。
日本小児科学会専門医。

O-リングテストの問題点と、
新しいヴェーダー・クォンタム・テストの技法

2020年６月20日　初版第１刷発行
2020年10月１日　初版第２刷発行

著　者　立花 秀俊
発行者　韮澤 潤一郎
発行所　株式会社 たま出版
〒160-0004 東京都新宿区四谷4－28－20
☎ 03-5369-3051（代表）
http://tamabook.com
振替　00130-5-94804

組　版　一企画
印刷所　株式会社エーヴィスシステムズ

ISBN978-4-8127-0438-7　C0011